AF611279

Daremberg

Essai sur la détermination des périodes de l'histoire de la Médecine

P. 1850

T 1
62

L 62

ESSAI

SUR LA DÉTERMINATION ET LES CARACTÈRES

DES PÉRIODES

DE L'HISTOIRE DE LA MÉDECINE;

PAR LE DOCTEUR CH. DAREMBERG,

Bibliothécaire à la bibliothèque Mazarine, Bibliothécaire honoraire
de l'Académie de médecine,
Médecin du bureau de bienfaisance et des écoles primaires du onzième
arrondissement.

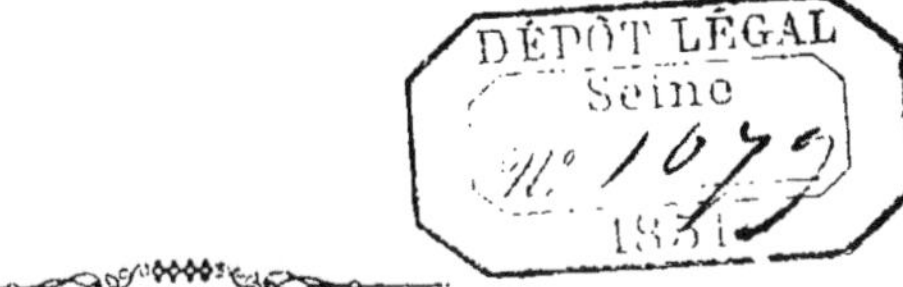

DÉPÔT LÉGAL
Seine
N° 1077
1851

A PARIS,

CHEZ J.-B. BAILLIÈRE

LIBRAIRE DE L'ACADÉMIE NATIONALE DE MÉDECINE,

Rue Hautefeuille, 19.

1850

1851

T1

PARIS. — IMPRIMÉ PAR E. THUNOT ET Ce,
Rue Racine, 26, près de l'Odéon.

EXTRAIT

de la Gazette Médicale de Paris. — Année 1850.

ESSAI

SUR LA DÉTERMINATION ET LES CARACTÈRES

DES PÉRIODES DE L'HISTOIRE

DE LA MÉDECINE (1).

Nécessité d'une classification dans l'exposition de l'histoire de la médecine. — Classifications *géographique* et *chronologique*. — Bases de cette double classification. — — Systématisation et revue critique des classifications admises par les principaux historiens de la médecine. — Raisons qui m'ont déterminé à en donner une nouvelle. — Du but de l'histoire de la médecine. — Méthode d'exposition.

Le premier devoir de celui qui écrit l'histoire, c'est de classer les faits et les idées qu'il doit exposer. Les classifications sont la lumière dans le chaos, le fil conducteur au milieu d'inextricables dédales; elles font la gloire et la force des sciences à notre époque. Une idée, un fait, classés, sont à jamais acquis;

(1) Ce fragment fait partie du Cours que j'avais été autorisé à donner au Collége de France, pendant les années 1847 et 1848, et que les événements de cette dernière année ne m'ont pas permis de continuer.

on les retrouve, pour ainsi dire, à première réquisition. Les classifications sont dans le domaine de l'intelligence ce qu'est l'ordre dans les affaires; établies avec rigueur, elles semblent doubler la valeur des faits et des idées, puisque, jusqu'à un certain point, elles en font connaître la nature, qu'elles en consacrent le caractère, et qu'elles fournissent le moyen de les rassembler sous une formule commune; elles montrent encore leurs rapports mutuels, leur origine et leurs conséquences. En un mot, bien classer les diverses époques d'une science, c'est planter des jalons qui permettent de la suivre dans sa marche et dans son développement; c'est, en quelque sorte, dresser la charpente de sa philosophie; or, à mon sens, la vraie philosophie de l'histoire de la médecine consiste à enseigner sous l'empire de quelles lois la science s'est développée dans la succession des siècles, et quels ont été les caractères distinctifs de chaque période.

Je considère les divisions de l'histoire de la médecine sous un double point de vue : eu égard à l'espace et eu égard au temps.

Eu égard à l'espace, l'historien devra examiner si la médecine a eu dans le monde un ou plusieurs centres d'activité, présentant dans chacun d'eux une existence et une évolution indépendantes.

Dans les temps anciens, de même que dans les temps modernes, la médecine est, comme le monde, partagée en deux grandes sections, l'Orient et l'Occident. Ainsi, parallélement à la médecine occidentale ou grecque, mais dans un état de complète indépendance, on trouve d'une part la médecine des peuples sémitiques, et en particulier des Juifs, et d'autre part celles des Indiens, des Chinois et d'autres nations de l'Asie. La médecine des Hébreux resta purement empirique et théurgique, jusqu'au moment où elle fut mise en contact avec la médecine grecque; nous pouvons le constater par une suite de monuments remontant à la plus haute antiquité, groupés pendant une suite considérable de siècles, et se rapportant aux diverses époques de la civilisation juive. Il en est à peu près de même pour la médecine des peuplades arabes; et, chose étonnante, ce furent les Juifs et les Arabes qui devinrent pendant longtemps les plus habiles dépositaires de la médecine des Grecs. Quant à la médecine indienne et chinoise, elle se présente de très-bonne heure avec un caractère scientifique, avec des institutions régulières; mais le progrès s'est vite arrêté et nous retrouvons aujourd'hui cette science à peu près telle qu'elle était plusieurs siècles avant J.-C. Le peu que nous savons de la médecine orientale nous révèle une manière d'être différente de celle de la médecine occidentale.—A l'origine des choses, cette grande division est à peine marquée, les mêmes procédés empiriques et mythologiques se retrouvent au berceau de toutes les connaissances humaines, et l'on peut dire, la médecine occidentale est, sous certains rapports, fille de la médecine orientale par les dieux, et aussi par les notions anthropologiques les plus élémentaires. Ainsi d'un tronc commun s'échappent, presque à la racine, deux branches parfaitement distinctes, deux manifestations diverses de la science. Pendant que le tronc oriental reste frappé de stérilité ou d'arrêt de développement, l'arbre grec prend des proportions telles qu'il couvre bientôt le monde. Dans la médecine, il n'y a que deux époques, l'ancienne ou grecque, et la moderne, fille aussi, par tradition et par transmission, de la culture grecque.

J'aurai du reste l'occasion de revenir sur cet intéressant sujet, et je pourrai faire ressortir et expliquer les analogies et les différences qui existent entre la médecine orientale et la médecine grecque aux diverses phases de leur évolution. J'établirai que la science médicale indienne et chinoise, et que la science médicale grecque sont, pour ainsi parler, *autochthones*, et que, dans ces trois centres, la médecine scientifique s'est développée par la seule virtualité de l'esprit national.

J'aurai soin de présenter dans leur ensemble, et ainsi d'éclairer l'une par l'autre, les premières origines mythologiques, populaires et scientifiques de la médecine. Chez certains peuples, elle arrive spontanément à son entier développement en partant d'une souche commune; chez d'autres, il y a comme une sorte de greffe qui vient s'implanter à une époque plus ou moins avancée du développement primitif.

Dans l'antiquité, les sciences ne sont point, comme le monde occidental, partagées entre les Grecs et les Romains. La médecine est entièrement grecque; semblable à une vaste mer qui absorbe les fleuves sans que ses eaux, même à la surface, en soient altérées, ainsi la médecine, malgré quelques influences étrangères venues, soit des Latins, soit des Arabes, soit des peuples barbares, resta grecque pendant près de dix-huit siècles. Elle avait jeté des racines si profondes qu'elle survécut à la chute de l'empire romain, et que bravant les orages politiques, les bouleversements et la ruine des empires, elle arriva, pour ainsi dire, toute vivante se heurter contre la grande découverte de Harvey. Le choc fut terrible; cependant il ne suffit pas pour la détruire radicalement, et après tout, c'est sur cette base, pour ainsi dire, immuable que la médecine moderne a été fondée.

Ainsi la médecine romaine est absolument une importation grecque. La littérature seule et surtout l'histoire, l'une comme expression de la nationalité, l'autre qui atteste une plus grande originalité d'esprit, sont, de toutes les branches de la culture intellectuelle. celles qui fleurirent à peu près d'elles-mêmes sur le sol romain. Un noble, mais impuissant essai de naturalisation de la médecine fut tenté par Celse; l'empire des Grecs n'en fut même pas ébranlé. Ces fiers possesseurs de la science virent avec une sorte de dédain cette tentative; ils semblèrent la traiter comme une usurpation, et firent à peine aux Latins l'honneur de les citer deux ou trois fois.

Cette simplicité, ce merveilleux ensemble de la médecine dans l'Occident, nous donnent le secret de sa force, de sa durée et de son empire; en même temps ce caractère nous aide puissamment à suivre le fil de son histoire, aussi bien dans l'antiquité qu'au moyen-âge ; car à cette dernière époque, par exemple, étudier la médecine en Italie, c'est savoir également, à des modifications de détails près, comment on la concevait en France, en Allemagne et en Angleterre. Seulement il faut remarquer que l'Italie héritant, dans de certaines limites et d'une façon toute spéciale, de l'influence de la Grèce, fut, dès le commencement du moyen-âge, le modèle des institutions médicales et de l'organisation du travail scientifique.

Au moment où la fameuse découverte de la circulation vint changer la face de la médecine et l'engager dans des voies toutes nouvelles, le monde avait perdu cette majestueuse unité que lui donnait le système combiné de l'empire germanique et de la souveraineté universelle des papes, système qui fut d'abord conservateur et sauva l'Europe d'un morcellement où la civilisation eût trouvé sa ruine, mais auquel il fallut bien renoncer devant des événements impérieux et que Dieu lui-même conduisait par la main.

Les sciences furent alors divisées comme le monde. Malheureusement la grande idée de l'équilibre européen, née de la division même des États, ne put rattacher les sciences par un lien commun. On vit peu à peu s'effacer ce règne d'orthodoxie médicale déclarant hérésie tout ce qui n'était pas elle. En un mot, le règne de l'autorité touchait à sa fin. Chez certains peuples nouveaux et appelés d'hier à la civilisation, la médecine est encore à l'état d'enfance, tandis que chez les autres elle a été fortement vivifiée. Le système qui règne dans un pays est à peine connu dans un autre. Ce n'est qu'à certaines époques que quelques grands noms surgissent comme pour donner à la science une apparence trompeuse d'unité. Cette période est caractérisée par un nouvel enfantement, par un travail de rénovation et de réformation. Ainsi l'histoire se complique et la tâche de celui qui l'écrit devient de plus en plus difficile. Elle l'est d'autant plus qu'avec la division du mode politique et de la science, arrive celle des langues. Le latin cesse d'être la langue universelle et, dès la fin du seizième siècle, un nombre d'ouvrages de médecine sont écrits dans les idiomes nationaux.

Si à cette seconde période de la médecine l'histoire est très-difficile à faire pour la France, elle l'est bien plus encore pour l'Italie et pour l'Allemagne, où la subdivision des États est infinie. — On remarquera encore que pour l'âge moderne comme pour l'âge ancien, à côté de la médecine occidentale progressive, se trouve la médecine orientale à peu près immobile, dans l'Inde et dans la Chine. Je ne dois pas oublier de faire ressortir un autre rapprochement, c'est que dans l'antiquité et dans la première partie du moyen âge, parallèlement à la médecine grecque en Occident, on trouve la médecine mythologique et théurgique des peuples de l'Orient et du Nord ; de même, aux temps modernes, à côté des Germains qui ont pris part au développement de la science, se rencontrent quelques peuplades teutoniques et les peuples slaves, qui conservent longtemps une médecine mythologique, populaire et poétique, laquelle se retrouve partout comme la première origine de la médecine scientifique. Il conviendrait, si je ne me trompe, de rattacher à l'étude de cette médecine du Nord celle des peuples nouvellement découverts en Amérique. Il y a identité d'esprit, de procédés, sinon de lieu et de races; mais il faut mettre à part la médecine orientale qui est déjà arrivée à une plus haute expression scientifique.

Mon avis est qu'il faut étudier toutes ensemble ces origines anté-historiques de la médecine, car tout s'y lie et présente des caractères communs. Il y a tout à gagner à présenter dans un même cadre les origines de la médecine, et cela est d'autant plus convenable et nécessaire que toutes les mythologies ont des traits frappants d'analogie et que partout la médecine se forme et se perfectionne à peu près de la même manière et en passant par des phases analogues, soit spontanément, soit par l'intromission d'éléments étrangers.

L'étude des origines mythologiques de la médecine en Occident doit être puissamment éclairée par l'étude de ces mêmes origines en Orient; aussi me paraît-il bon de rattacher l'une à l'autre. Mais ici j'empiète un peu sur la seconde espèce de division que j'admets pour l'histoire de la médecine, et je termine en disant que j'appelle la première division *topographique* ou *géographique*.

Ayant donc mis de côté la médecine orientale et à cause de son caractère particulier et parce qu'elle est encore jusqu'à présent enveloppée des plus grandes obscurités, il ne me reste plus à parler que de la médecine occidentale et des coupes ou divisions qu'il faut y opérer eu égard au temps, pour en faciliter l'étude et surtout pour en marquer les différentes phases; et c'est ce qui va constituer pour moi une seconde espèce de division que j'appellerai *chronologique*, car elle consiste à diviser l'histoire en époques successives.

Ai-je besoin de dire que, pour opérer cette division avec quelque sûreté et aussi avec quelque méthode, enfin pour y trouver une véritable caractéristique des diverses périodes de la médecine, il convient de se placer à un point de vue général qui embrasse avec fidélité l'universalité des manifestations et des tendances de la science, en un mot qui soit l'expression la plus élevée, la plus générale de son caractère intime et fondamental, pendant la durée de chaque époque, et qui ne réponde pas seulement à certains faits plus ou moins culminants? car il est nécessaire que les classifications chronologiques en grandes périodes reposent sur un principe plus universel que les autres, puisqu'elles doivent comprendre sous une formule unique, tout ce qui s'est produit dans toutes les branches de l'art pendant toute la période.

Il est clair que l'exposition complète et régulière de l'histoire des sciences médicales réclame des subdivisions secondaires dont chacune représente un ou plusieurs des éléments dont se compose la grande période. Aussi ces subdivisions sont-elles nécessairement fondées sur des considérations multiples et de nature différente; on les puise soit dans l'intérieur même de la science (apparition de certaines doctrines); soit dans des circonstances extérieures (introduction de la médecine grecque à Alexandrie ou à Rome, fondation de l'école de Salerne, etc.); soit dans le fait de l'existence de plusieurs centres d'activité; soit enfin dans la diversité même des branches de l'histoire des sciences médicales ; c'est là une question de méthode ou, si l'on veut, une *classification intérieure* pour laquelle on ne peut guère tracer à l'avance de règles fixes et toujours les mêmes (1).

Les bases sur lesquelles les historiens ont établi les grandes périodes en lesquelles peut se diviser l'histoire de la médecine sont diverses et n'ont pas une égale valeur. Je ne parlerai ici que des auteurs principaux, de ceux surtout que j'ai étudiés par moi-même, autrement il me faudrait faire l'histoire même de l'histoire de la médecine; c'est un sujet sur lequel je ne veux ni ne dois empiéter aujourd'hui.

Avant d'établir une nouvelle classification des périodes, il convient de faire connaître celles qui ont été admises par mes devanciers, et d'en apprécier la valeur en montrant ce qu'elles ont de vicieux ou d'incomplet, et aussi en indiquant les éléments nouveaux qu'elles ont successivement introduits dans la science. Je dois donc déblayer d'abord le terrain, pour y asseoir plus sûrement ensuite de nouveaux fondements qui, je l'espère, n'attendront pas trop longtemps le modeste édifice dont je rassemble depuis longtemps les matériaux.

Je ramène à sept catégories les diverses espèces de classifications :

1° *Biographiques*. Ce sont les premières en date, et je dirais presque qu'elles se présentent le plus naturellement à l'esprit, puisque, en définitive, les progrès des sciences se rattachent toujours plus ou moins directement à quelque grand nom; ce sont néanmoins les plus mauvaises, puisqu'elles n'établissent aucun lien dans la succession des faits. Denys d'Éphèse, Hermippe, Soranus, dans l'antiquité; chez les Arabes, Ibn Abi Oseibia; enfin chez les modernes, Bernier, Freind, et Portal pour l'histoire de l'anatomie, se rangent dans cette catégorie.

2° *Ethnographiques*. Elles consistent moins à établir des périodes qui embrassent la science dans son ensemble qu'à suivre sa marche chez chacun des

---

(1) Je serais presque tenté de ranger dans une catégorie à part la médecine populaire. Reflet, à plusieurs siècles de distance, de la médecine des âges antérieurs, elle conserve fidèlement les traditions de pratique et de théorie que la science a rejetées depuis longtemps. Ainsi les traces qui nous restent de la médecine populaire des Grecs et des Romains sous les empereurs, nous reportent aux premiers âges de la médecine ; de même les pratiques actuelles des gens du peuple nous rappellent la superstition, la théurgie des premiers siècles; elles nous montrent, par exemple, quelle puissante empreinte l'*humorisme* pur a laissée après lui. Dans quelques provinces plus avancées la doctrine de l'*irritation* a marqué son passage et y vivra plus longtemps, peut-être, que dans nos écoles.

peuples où elle se présente avec un caractère plus ou moins tranché. CLIFTON et HEUSINGER sont à peu près les seuls qui soient entrés dans cette voie.

3° *Pragmatiques* ou *annalistes*, fondées sur la succession des faits les plus importants sans se soucier de leurs rapports avec le développement même de la médecine (LE CLERC, SCHULZE, ACKERMANN, SCUDERI, LESSING, KUEHNHOLTZ, KRUEGER).

4° *Chronologiques*, établies particulièrement sur les rapports des faits médicaux avec la chronologie politique SPRENGEL, BOSTOCK, ISENSEE).

5° *Philosophiques* ou mieux encore *organiques* (école allemande), établies d'après ce principe, généralement admis maintenant, que l'histoire d'une science est celle de son développement *réel* dans l'espace et dans le temps, lequel s'accomplit en vertu de lois plus ou moins connues. — Les unes reposent sur la considération de la marche de la médecine dans son ensemble ; c'est ce que j'appelle les classifications *organiques réelles* ou rationnelles (HECKER, DAMEROW, QUITZMANN, RAIGE, HAESER.) — Les autres tiennent plus particulièrement compte de certaines manifestations de la science, surtout de la succession des théories et des systèmes (BARCHUSEN, BROUSSAIS.) — Les autres enfin sont établies d'une façon systématique, d'après des vues *à priori*, et sans se préoccuper sérieusement des faits qui se sont produits. Je leur donne le nom d'*organico-mystiques* ou *extra-scientifiques* (KIESER, WINDISCHMANN, LEUPOLDT, SCHULZ, FRIEDLANDER).

6° Je fais une catégorie à part des classifications qui prennent leur point de départ, non dans la science elle-même, mais dans l'histoire des sciences qui ont eu un développement à peu près parallèle, surtout dans l'histoire de la philosophie, dont les connexions avec la médecine sont, comme on sait, assez étroites (SAUCEROTTE).

7° *Mixtes*, elles sont à la fois pragmatiques, organiques et chronologiques (CHOULANT, RENOUARD).

Enfin, il est des classifications qui échappent à toute systématisation, par exemple, celles de GOELICKE, de TOURTELLE, de CABANIS, d'HAMILTON, de VAN DER HOEVEN.

Il me faut maintenant passer en revue, aussi brièvement que possible, et par ordre chronologique, les classifications adoptées par les auteurs dont j'ai rappelé les noms (1).

---

(1) Deux dissertations ont été écrites *ex professo* sur le sujet qui m'occupe. Ce sont celles de Caillau : MÉMOIRE SUR LES ÉPOQUES DE LA MÉDECINE, Bordeaux, 1806, in-8°, et Losy, DE MEDICINÆ PERIODIS, Pesth, 1839, in-8° ; je n'ai pu me procurer ni l'une ni l'autre.

Les historiens de la médecine ne furent primitivement que des biographes; tels sont, par exemple, chez les Grecs (1), Denys d'Éphèse (2), qui écrivit une LISTE DES MÉDECINS; Hermippe (3); Soranus, auteur d'une BIOGRAPHIE MÉDICALE (4); et au onzième siècle après J.-C., chez les Arabes, Ibn-Abi-Oseibia (5). Nous pouvons juger de la manière dont Soranus (car il ne reste que quelques lignes des deux premiers) envisageait l'histoire, par la biographie d'Hippocrate remplie des fables les plus invraisemblables. Dans Ibn-Abi-Oseibia, l'imagination orientale remplace absolument la critique historique. Du reste, dans cet auteur, les vies sont ajoutées bout à bout, sans aucun lien et avec les erreurs chronologiques les plus monstrueuses.

Je ne mentionne ici que pour mémoire BERNIER (1689) (6), qui pensait avoir écrit une histoire de la médecine en ajoutant bout à bout une série de médecins, sans choix, sans critique, et sans opérer aucune espèce de division systématique. Supposez l'ordre alphabétique, et vous aurez un mauvais dictionnaire.

Les deux premiers ouvrages qui se présentent à nous avec un caractère vraiment historique, où les faits de la science prennent au moins autant de place que les faits biographiques, sont ceux de DANIEL LE CLERC et de SCHULZE, qui ont écrit à peu près en même temps sur notre histoire, et qui malheureusement ne l'ont pas poussée très-loin, car l'un arrive à peine à Galien, et l'autre ne va pas au delà de ce médecin.

LE CLERC (1696) (7) se vante avec juste raison d'avoir traité véritablement

---

(1) Ménon, disciple d'Aristote, passe généralement pour avoir écrit des *Vies* de médecins; mais il n'avait fait que recueillir leurs opinions dans un ouvrage qui avait, sans doute, de l'analogie avec ceux que firent plus tard Oribase, Aëtius et d'autres auteurs.— Cf. Gal., COMM. I in lib. Hipp., DE NAT. HOM., § 2, t. XV, p. 25-6, éd. Kühn. — Galien possédait l'ouvrage de Ménon; on l'avait attribué à Aristote lui-même. Cf. aussi Plutarque, SYMPOSIAC. VIII, 9, 3.

(2) SCHOLIA IN THEOCRITUM, XI, 34, éd. Dübner. Paris, 1849, coll. Didot.

(3) Il avait écrit un ouvrage au moins en V livres: SUR LES MÉDECINS CÉLÈBRES. Vid. *Scholia in* ORIB.; *Collect. medica*, XLIV, 7, ed. de Mai, *Class. auct.*, t. IV, p. 11.

(4) Cf. Suidas, SUB VOCE.

(5) Plusieurs vies ou fragments de vies extraits de l'ouvrage d'Ibn-Abi-Oseibia ont été publiés par divers auteurs, dont Choulant (MANUEL DE BIBLIOGRAPHIE POUR L'ANCIENNE MÉDECINE, 2ᵉ édit; Leipzig, 1841, p. 385, sq. en allem.) a donné la liste. J'ajouterai à cette liste la mention de Schultz, qui a publié, en arabe, plusieurs vies d'après les papiers de Dietz; Kœnigsberg, 1841, in-8°

(6) ESSAIS DE MÉDECINE, Paris, 1689, 1691, 1695, 1717, in-4°.

(7) HISTOIRE DE LA MÉDECINE; 1ʳᵉ éd. Genève, 1696, in-8°; dernière, Amsterdam, 1723, in-4°; et nouveau titre, 1729.

l'histoire de la médecine. Toutefois, il déclare modestement « qu'il ne dit pas cela » pour se faire valoir, mais pour qu'on lui accorde quelque indulgence. » Il ajoute avec une grande simplicité : « Je reconnais qu'il fallait pour l'entreprendre plus » de savoir que je n'en ai, mais les honnêtes gens me sauront gré de mes efforts.»

J'adresse au public la même prière et les mêmes excuses.

Daniel Le Clerc expose et raconte, il marque l'origine et l'enchaînement des idées, mais il juge rarement ; son point de vue est donc réellement *pragmatique;* sa narration a un grand charme de simplicité et de bonne foi ; sous ce rapport, son ouvrage ressemble par beaucoup de points aux écrits historiques de la fin du dix-septième ou du commencement du dix-huitième siècle. En lisant Le Clerc, on se rappelle Rollin et le père Daniel.

Ses divisions ressortent du point de vue objectif auquel il s'est placé ; ainsi elles sont purement chronologiques et ne représentent en aucune façon, pour lui, la marche générale de la science. Son ouvrage est divisé en trois grandes sections. *La première contient la médecine d'Hippocrate.* Le Clerc compte pour très-peu de chose ce qui a précédé le médecin de Cos, et il lui rattache naturellement tout ce qui l'a suivi immédiatement (1). *La seconde partie commence à Chrysippe*, car, chose étrange, Praxagore est rangé dans la première période. Cette période est, pour l'auteur, caractérisée principalement par les progrès de l'anatomie (2) et par les sectes. Enfin *la troisième est consacrée à Galien.* Il n'est pas besoin de dire que cette division est fort arbitraire, repose sur des considérations de second ordre, et confond des choses qui doivent être séparées, tandis qu'elle en distingue qui doivent être réunies.

Dans l'appendice qu'il a ajouté à la partie achevée de son histoire, Le Clerc esquisse le plan de deux périodes seulement, l'une qui s'étend de Galien à Paracelse (3), l'autre qui comprend Paracelse et ceux de sa secte.

Entre Le Clerc et Schulze se placent quelques historiens d'un ordre très-inférieur, et sur lesquels je n'ai que quelques mots à dire.

Barchusen (1710) (4) fait moins une histoire de la médecine proprement dite

---

(1) « La première partie contient principalement la médecine d'Hippocrate ; c'est du moins ce qu'il y a de plus important ; le reste qui regarde l'état de la médecine, avant et après lui, n'étant pas à peu près si considérable, quoi que tout cela fasse à l'histoire. » *Préface.*

(2) Voir plus loin ce que je dis sur ce point à propos de la classification de M. Renouard.

(3) Il est étonnant de voir Le Clerc, dont l'esprit était du reste très-positif, devancer les Allemands dans cette manière de considérer Paracelse comme le chef de la réforme médicale.

(4) Historia medicinæ, etc. Amst., 1710, in-8°. Autre édition entièrement refaite sous le titre : De medicinæ origine et progressu. *Trajecti ad Rhenum*, 1723, in-4°.

qu'une histoire des sectes. Aussi toutes ses divisions se rapportent-elles à l'origine et à la fortune des sectes principales. Je n'en parle donc que pour mémoire.

Les divisions de GOELICKE (1721) (1) sont tout à fait factices, arbitraires et acritiques. Il a une période *antédiluvienne;* une *égyptienne;* une autre, subdivisée en deux, qui s'étend d'Esculape à Hippocrate; une cinquième où Hippocrate figure seul comme une unité; enfin une période *post-hippocratique* jusqu'à l'école d'Alexandrie. Heureusement l'auteur s'est arrêté là! Le tableau, du reste, répond au cadre.

FREIND (1725) (2) n'a admis aucune division systématique. Il continue Le Clerc depuis Oribase jusqu'au chirurgien Ardern (1349), en ajoutant des noms les uns au bout des autres.

SCHULZE (1738) (3) partage la partie de l'histoire de la médecine qu'il a écrite en deux périodes : la première commence avant le déluge (!) et s'étend jusqu'à la mort d'Hippocrate inclusivement; là il donne un libre cours à son érudition sur les premiers inventeurs de la médecine et sur les dieux médicaux. — Dans la seconde, il étudie la médecine depuis Hippocrate jusqu'à son introduction scientifique à Rome. J'aurai l'occasion de montrer plus tard que cette particularité ne constitue pas un caractère essentiel : du reste, plusieurs historiens, entre autres Cabanis et M. Isensée, ont pris ce fait comme point de départ d'une période.

Dans son COMPENDIUM (1742) (4), Schulze admet deux grandes périodes : la première, qui comprend la médecine mythologique; la seconde, la médecine depuis Hippocrate inclusivement jusqu'à Galien exclusivement.

CLIFTON (1732) (5) a une division tout *ethnographique* et par conséquent absolument fausse (voir HEUSINGER) : il étudie successivement la médecine des Grecs, des Romains, des Arabes, enfin celle des modernes.

Je ne m'occuperai point du mauvais précis de BLACK (1782) (6), qu'un érudit distingué, Coray, a eu la malheureuse idée de traduire en français.

SPRENGEL (1792) (7) doit nous arrêter quelque temps, plus encore à cause de sa

---

(1) HIST. MED. UNIVERSALIS. *Francofurti ad Viadrum*, 1721, in-8°, 2 vol.

(2) THE HISTORY OF PHYSIC, FROM THE TIME OF GALEN TO THE BEGINNING OF THE XVITH. CENTURY. Lond., 1725, imprimé plusieurs fois en latin et en français.

(3) HISTORIA MEDICINÆ. *Lipsiæ*, 1728, in-4°.

(4) COMPENDIUM HIST. MEDICINÆ. *Halæ*, 1742, in-8°.

(5) THE STATE OF PHYSIC ANCIENT AND MODERN. *London*, 1732, in-8°.

(6) Voy. Chardon de la Rochette, MÉL.; t. II, p. 117-140.

(7) VERSUCH EINER PRAGMATISCHEN GESCHICHTE DER ARZNEIKUNDE; 1re édit., Halle, 1792, in-8°; 4e, Leipzig, 1846, le tome premier seulement, publié par M. Rosenbaum.

grande réputation, que pour le mérite réel de son travail, que j'ai apprécié ailleurs (ARCH. GÉN. DE MÉD., 1847). Sa classification est une des plus étroites, des plus irrégulières, et, par suite, des plus inféeondes. L'auteur, néanmoins, dit qu'il a eu beaucoup à s'en louer dans le cours de son ouvrage, mais je ne sais en quoi elle a pu éclairer sa marche et lui faire saisir le vrai caractère des différentes phases par lesquelles a passé la science. D'ailleurs, Sprengel a eu le grand tort, à mes yeux, de subordonner ses périodes à certaines divisions de l'histoire politique. Il ne me semble pas du tout logique de chercher les bases d'une classification en dehors du sujet dont on s'occupe. C'est certainement amoindrir ce sujet, et le regarder, pour ainsi dire, comme stérile. Aussi je condamne absolument les divisions fondées, soit sur l'histoire politique, soit sur l'histoire de la philosophie. Je ne veux me servir de l'une ou de l'autre que comme d'une concordance ou d'un terme de comparaison, très-instructif sans doute, mais secondaire. Du reste, les divisions politiques de Sprengel ne sont pas plus puisées dans la philosophie de l'histoire générale que ses périodes médicales ne le sont dans la philosophie de l'histoire de la médecine. Ce sont de simples concordances fort grossières et qui n'apprennent rien. L'esquisse suivante fera reconnaître la justesse de ma critique.

I. Guerre des Argonautes : *Premières traces de la médecine grecque.* — II. Guerre du Péloponèse : *Médecine hippocratique.* — III. Établissement du Christianisme : *École méthodique.* — IV. Émigration des Barbares : *Décadence de la science.* — V. Croisades : *La médecine arabe est au plus haut point de sa floraison.* — VI. Réformation : *Restauration de la médecine grecque et de l'anatomie.* — VII. Guerre de trente ans (!) : *Harvey, réforme de Van Helmont.* — VIII. Règne du grand roi (Frédéric II) : *Haller.*

Les coupes secondaires opérées dans ces grandes sections ne sont guère plus heureuses. A partir d'Hippocrate, la confusion commence, et il est bien difficile de retrouver un fil conducteur. Le moindre défaut de ces subdivisions, c'est que Galien n'y figure même pas nominativement, et qu'il est englobé sous cette rubrique : *De la médecine méthodique jusqu'à la chute de la science.*

Mais revenons aux divisions principales :

La première période, depuis l'origine des choses jusqu'à Hippocrate, embrasse deux phases de la médecine d'un caractère trop différent pour qu'on les comprenne sous un même chef, ainsi que je l'ai fait voir plus loin.—L'apparition de la médecine méthodique est bien un fait capital, il est vrai, mais cette apparition est un accident qui n'empêche pas le développement de la médecine dogmatique qui n'y introduit presque aucun élément nouveau : le méthodisme, du reste, coexiste avec d'autres sectes qui ne sont guère moins puissantes. C'est donc un grand événement qui doit servir à caractériser une des subdivisions d'une époque, mais qui ne la domine pas tout entière.—On fausse le point de vue historique en présentant le méthodisme comme le fait Sprengel, et en faisant disparaître pour ainsi dire, et le dogmatisme et son puissant soutien, le médecin de Pergame.

D'un autre côté, Sprengel n'a connu ni le véritable intérêt qui s'attache au méthodisme, ni la fortune de cette secte. Et puis, quel rapport, je vous le demande, entre l'origine du méthodisme et celle du Christianisme? A peine une concordance chronologique!

Je regarde comme une règle générale importante d'éviter autant que possible de prendre l'apparition des doctrines ou des sectes pour servir de point de départ à l'établissement des périodes historiques. D'abord, des doctrines ou des sectes aussi importantes les unes que les autres coexistent souvent à certaines époques. Il n'en est point qui dominent tellement les autres qu'elles les effacent, et la *tradition orthodoxe* continue son cours. En second lieu, les doctrines ne sont, en quelque sorte, que des instruments qui facilitent ou achèvent le développement de la science, mais elles ne sont pas ce développement lui-même; elles ne constituent du reste que des phases transitoires. Il y a bien peu de doctrines qui changent la face de la science. Quand il en est ainsi, elles reposent sur des faits ou sur des découvertes qu'on doit regarder plutôt comme principe de division. Ce n'est point que je méconnaisse l'importance des doctrines qui constituent l'une des parties les plus élevées de l'histoire de la médecine envisagée dans sa généralité ; mais il me semble qu'elles doivent seulement être prises comme base de divisions secondaires. Pour bien les comprendre, il faut étudier ce qu'elles signifiaient dans le temps où elles ont paru, et la valeur qu'elles peuvent avoir d'une façon intrinsèque pour la recherche de la vérité. On doit en même temps les comparer entre elles et avec celles qui ont été trouvées par les modernes. Elles appartiennent à la philosophie de l'histoire et à celle de la science elle-même.

La *décadence de la science* est un mot banal qui a fourni à Sprengel un thème de déclamations ridicules; il a perdu de vue la trace de la médecine à une certaine époque, et il s'est écrié : Il n'y a plus de médecine! C'est un procédé fort commode pour s'épargner la peine de débrouiller le chaos.

La découverte de Harvey comme point de départ d'une grande période est, comme je le dirai plus loin, une excellente idée; mais dans le système de Sprengel, cette idée n'a pas la valeur qu'on doit lui accorder réellement.

Le nouvel éditeur de Sprengel, M. Rosenbaum, qui s'est livré à la tâche ingrate et au-dessous de son talent, de reconstruire un édifice qui croule de tous les côtés, n'a dû ni pu essayer de refaire la classification si défectueuse du professeur de Halle; il ne nous a donc pas fourni le moyen d'apprécier ses vues personnelles sous ce rapport. D'ailleurs, M. Rosenbaum, dans ses travaux originaux, paraît s'être placé sur un terrain tout autre; convaincu que l'histoire de la science est encore dans l'enfance, que l'histoire de la pathologie est particulièrement arriérée, malgré les efforts de Hecker, de Haeser et de quelques autres, et que la première condition pour avoir une histoire vraiment rationnelle et organique de la médecine, est de la refaire en détail avant de la présenter dans son ensemble, il a proclamé *la nécessité de monographies sur toutes les parties de l'histoire de la médecine, quelque insignifiantes qu'elles paraissent.* Lui-même a donné l'exemple et a produit de savants modèles. Je regrette vivement que des circonstances graves aient enchaîné cette plume si érudite et si féconde, et je souhaite que quelques paroles d'encouragement lui arrivent dans la retraite où paraît l'avoir plongé l'injustice des hommes.

ACKERMANN (1792) (1), dans son excellent abrégé, divise toute l'histoire de la médecine jusqu'à Paracelse (où se termine malheureusement son livre) en trois grandes périodes :

1° MEDICINA ANTIQUISSIMA. — *Periodus incerta.* — *Certior.*

2° MEDICINA ANTIQUA. — *Periodus* 1. *Hippocrates.* — 2. *Schola Hippocrateorum.* — 3. *Empirici.* — 4. *Methodici.*

3° MEDICINA RECENTIOR. — *Periodus* 1. *Galenus.* — 2. *Post Galenum usque ad Sarracenos.* — 3. *Saraceni.* — 4. *Studium Salernitanum.* — 5. *Arabistæ.* — 6. *Medicina Galeni et Hippocratis restaurata.*

Il faut d'abord remarquer qu'Ackermann, suivi en cela par presque tous les historiens de la médecine ses compatriotes, regarde Paracelse comme la limite entre l'âge ancien et l'âge moderne, comme le point de départ de la réforme médicale. Je montrerai plus loin ce qu'a de vicieux cette manière de voir qui tient essentiellement au caractère de la philosophie spéculative allemande; d'ailleurs la classification d'Ackermann est purement empirique et matérielle, et ne tient aucun compte des vicissitudes réelles par lesquelles la science a passé.

Reprenons quelques points en particulier : la division en *hippocratiques*, *empiriques* et *méthodiques* est tout à fait vicieuse dans une classification chronologique, attendu que les trois sectes et particulièrement les deux premières ont eu longtemps une existence simulanée ; en second lieu, l'expression *hippocratiques* est mal choisie : elle ne doit guère s'appliquer, à moins de confusion, qu'aux successeurs immédiats d'Hippocrate ; dès lors il vaudrait mieux se servir du mot *dogmatiques*. D'un autre côté, à partir de Praxagore et de Chrysippe, la médecine revêt un caractère nouveau qui domine toute la période jusqu'à Galien, et qui confond *dogmatiques*, *empiriques*, *méthodiques* et autres. Les subdivisions de la *medicina recentior* sont mal dessinées, purement accidentelles et laissent dans l'ombre beaucoup de points sur lesquels il fallait insister, et que je tâcherai de mettre plus loin en lumière.

L'ouvrage de SCUDÉRI (1794) (2), très-peu lu en Italie, ne l'est guère plus en France malgré la traduction française de Billardet (Paris, 1810) ; cependant cet écrit mérite moins de dédain ; Scudéri a émis des vues fort raisonnables sur la philosophie de l'histoire médicale; mais il ne savait de cette histoire que les

---

(1) INSTITUTIONES HISTORIÆ MEDICINÆ. Norimbergæ, 1792. In-8°.

(2) INTRODUZIONE ALLA STORIA DELLA MEDICINA ANTICA ET MODERNA. Napoli, 1794. in-8°. — Paris, 1810. In-8°.

parties les plus saillantes, j'allais presque dire qu'il n'en connaissait que l'écorce. Sa division en périodes s'en ressent beaucoup; elles ne sont ni nettement définies ni franchement caractérisées :

I. *Médecine mythologique.* — II. *Médecine empirique depuis la guerre de Troie jusqu'à celle du Péloponnèse.* — III. *Dogmatisme ou Hippocrate.* — IV. *Méthodisme.* — V. *De Galien à 1600.* — VI. *De la médecine chimique* (Van Helmont.). — VII. *Médecine mécanique.* — VIII. *Médecine physique.* — IX. *Médecine physiologique* (Brown).

On remarquera d'abord que la période mythologique proprement dite se prolonge plus loin que la guerre de Troie, et que d'ailleurs on ne peut pas la séparer bien positivement d'avec la suivante; elles empiètent l'une sur l'autre. La deuxième période est mal dénommée. La pratique médicale y était sans doute fort empirique; mais à côté de cet empirisme il y a le rôle que jouent les écoles philosophiques. — Mêmes remarques pour la quatrième époque (*méthodisme*) que celles faites à propos de Sprengel; j'ajoute que l'un et l'autre auteur ont morcelé, démembré la période entre Hippocrate et Galien, période qui présente cependant un caractère d'ensemble nettement dessiné, et qui dans leurs ouvrages n'a plus de physionomie.

La cinquième période est tout à fait incomprise. Scudéri paraît n'avoir ni lu Galien, ni connu les auteurs qui l'ont suivi. — En prenant Van-Helmont comme point de départ d'une grande division, au lieu de Paracelse, il est en progrès sur l'école allemande; bien que Van-Helmont n'ait pas exercé une influence aussi grande que Paracelse. — Quant à la détermination des autres périodes, dont l'ensemble présente un caractère jusqu'à un certain point comparable à celui qu'offre l'espace de temps compris entre Hippocrate et Galien et que j'ai définie plus loin, on ne saurait ici en discuter la valeur, il faudrait entrer dans de trop longues considérations; il suffira de répéter ce qui a été dit déjà souvent, à savoir qu'elle repose plutôt sur des *accidents* que sur l'idée même du développement de la science. Ce sont plutôt des facettes d'une période, ou si l'on veut des manifestations souvent simultanées, mais en sens contraire et en esprit d'opposition et de secte.

Je passe une foule d'historiens d'un ordre inférieur, et je serai bref sur Tourtelle, sur Cabanis et sur quelques autres qui n'ont pas travaillé d'après les sources, pour arriver à Hecker.

Il y a quatre âges pour Tourtelle (1804) (1) : *Le premier âge jusqu'aux Arabes, les Arabes, la renaissance, et depuis Van-Helmont jusqu'à nos jours.* Une pareille classification ne se discute pas.

---

(1) Histoire philosophique de la médecine depuis son origine jusqu'au commencement du XVIIIe siècle. Paris, 1804 (an XII); 2 vol. in-8°.

Les seules divisions nettement dessinées par CABANIS (1804) (1) sont les suivantes : 1° *De la médecine depuis sa naissance jusqu'à son introduction chez les Romains ;* 2° *depuis ce moment jusqu'aux Arabes ;* 3° *de ceux-ci à la renaissance ;* 4° *enfin découverte de la circulation.* Il n'y a là ni principe critique, ni régularité ; de plus on retrouve encore cette fausse idée qui consiste à regarder comme un fait culminant et comme caractérisant une époque, l'introduction de la médecine à Rome. D'abord l'événement en lui-même (car pour les historiens c'est un véritable événement) n'a eu aucune influence sur la marche ultérieure de la science ; en outre, la médecine resta toute grecque.

KIESER (1817) (2) s'efforce d'élever la médecine à la hauteur d'un culte. C'est un des premiers qui aient essayé une classification philosophique ; il a divisé l'histoire en deux cycles : 1° *L'oriental* qui commence à l'origine des choses et qui s'arrête à Paracelse ; 2° l'*occidental* qui s'étend depuis Paracelse jusqu'à nos jours. L'idée mère est heureuse, mais elle pèche cependant en deux points : d'abord le mot *oriental* est mal trouvé, en ce que, non pas tout l'Orient, mais seulement une faible partie, et surtout la Grèce, entrent comme facteurs de la médecine, le reste du monde étant tout à fait placé en dehors ; en second lieu, Paracelse est une mauvaise limite pour la médecine antique, puisque la réforme paracelsique n'eut pas d'influence bien positive sur la chute de la médecine galénico-arabe, ainsi que je le montrerai plus loin.

C.-J.-H. WINDISCHMANN (1824) (3), qui se rattache de très-près à l'école de Schelling, a subdivisé le cycle occidental en trois périodes : 1° *de Paracelse à Harvey ;* 2° *d'Harvey à Brown ;* 3° *de ce dernier à nos jours.* Il établit un parallèle entre Paracelse et la réforme religieuse, entre Brown et la réforme politique ; c'est un point de vue ingénieux, mais presque faux à force d'être systématique.

HECKER (1822) (4) tient le milieu entre les écoles philosophico-historiques de Schelling et de Hégel, et l'école historique proprement dite dont Eichhorn s'était constitué le chef, et à laquelle appartenait Sprengel, école qui s'efforçait de rattacher l'histoire de chaque science à l'histoire de la civilisation : direction heureuse et féconde si elle eût été mieux suivie. Le professeur de Berlin cherche à pénétrer dans une voie nouvelle pour la formation des époques de l'histoire

(1) COUP D'OEIL SUR LES RÉVOLUTIONS ET SUR LA RÉFORME DE LA MEDECINE. Paris, 1804. In-8°.

(2) SYSTEM DER MEDIZIN Halle, 1817-19. 2 vol. in-8°.

(3) UEBER ETWAS, DAS DER HEILKUNST NOTH THUT EIN VERSUCH ZUR VEREINIGUNG DIESER KUNST MIT DER PHILOSOPHIE. Leipzig, 1824. In-8°.

(4) GESCHICHTE DER HEILKUNDE NACH DEN QUELLEN BEARBEITET. Berlin, 1822-29. 2 vol. in-8°.

de la médecine ; elles répondent, sinon complétement, du moins en grande partie, aux diverses phases du développement même de la science.

Ainsi il divise la science en cinq grandes périodes :

1° *Depuis l'origine de la médecine jusqu'à sa constitution scientifique sous Hippocrate*, 377 ans avant J.-C.;

2° *Depuis la première constitution scientifique de la science jusqu'à son complet développement théorique dans l'antiquité ; c'est-à-dire depuis Hippocrate jusqu'à Galien inclusivement*, 200 ans après J.-C. ;

3° *Depuis l'établissemint des théories galéniques jusqu'à la formation des écoles chimiques, ou depuis Galien jusqu'à Paracelse*, 200-1517;

4° *De Paracelse à Harvey*, 1517-1628;

5° *Depuis Harvey jusqu'à la nouvelle restauration des sciences*, 1628-1800.

Cette division me paraît pécher en trois points principaux. Le savant professeur de Berlin ne tient pas assez compte des écoles philosophiques; il confond le développement de la science par les sectes entre Hippocrate et Galien, et Galien lui-même qui constitue définitivement la médecine. Il donne une importance trop grande aux chimistes et en particulier à Paracelse. Dans l'ensemble du développement complet de la médecine, Paracelse et le *chimisme*, comme du reste l'*anatomisme*, ne sont, pour ainsi parler, que les racines de la période moderne. J'ajoute encore une remarque qui n'est pas sans importance, c'est que la troisième et la cinquième période doivent nécessairement être scindées en divisions secondaires qui en montrent bien les diverses faces; le caractère général reste au fond le même, il est vrai, mais il subit des modifications multiples si marquées qu'il ne faut pas négliger même dans une classification en grandes périodes.

CHOULANT (1822) (1) divise la médecine en huit époques : 1° *Époque mythique; —* 2° *Hippocrate et les sectes; —* 3° *Galien et les abréviateurs; —* 4° *Arabes et Arabistes; —* 5° *Restaurateurs de la médecine grecque; —* 6° *Réformateurs, depuis Paracelse jusqu'à Harvey; —* 7° *d'Harvey à Boerhaave; —* 8° *École dynamique (Boerhaave inclus) à Cuvier.*

Choulant confond, sous le nom de *période mythique*, les écoles antésocratiques; il réunit malencontreusement les *sectes* avec Hippocrate, Galien avec les abréviateurs ; il reste dans le point de vue paracelsique et il ne caractérise aucune de ses périodes.

LEUPOLDT (1825) (2) considère dans l'histoire de la médecine deux côtés,

(1) TAFELN ZUR GESCHICHTE DER MEDIZIN NACH DER ORDNUNG IHRER DOCTRINEN. Leipzig, 1822. In-8°.

(2) ALGEMEINE GESCHICHTE DER HEILKUNDE. Erlangen, 1825. In-8°. — UEBERBLICK DER GESCHICHTE DER MEDIZIN ZU PREU'S PARACELSUS. Berlin, 1838.

l'*objectif*, c'est-à-dire la nature humaine, le *subjectif*, c'est-à-dire l'esprit humain qui s'occupe de la santé, de la maladie et de la guérison ; en d'autres termes, l'*objet* et le *sujet* réunis, l'objet qui est le *substratum* de l'art, le sujet qui est la médecine et ses systèmes. L'histoire lui apparaît comme divisée en deux grands *jours*, l'antiquité païenne et l'ère moderne, entre lesquels se place le *moyen âge* qu'il appelle, mais à tort, la *nuit historique;* la chute de l'empire romain est le *crépuscule*, et la Renaissance l'*aurore* d'un nouveau jour. Le premier jour commence à Hippocrate (1) et finit à Paracelse ; le deuxième commence par ce réformateur et se caractérise définitivement par l'idée de la philosophie naturelle (Schelling).—Suivant Leupoldt, quatre sectes se sont développées dans la médecine païenne : les *dogmatiques*, les *empiriques*, les *méthodiques* et les *pneumatiques;* huit sectes, au contraire, dans la médecine chrétienne laquelle se divise en deux cycles distincts (séparés par le triumvirat de Boerhaave, de Stahl et de Fr. Hoffmann). Ces sectes correspondent à celles de l'époque païenne : dans le premier cycle, les *paracelsistes* et les *chimiatriques*, les *empiriques* et les *iatromécaniques*, les *magnétistes* et les *psychiatriques ;* dans le deuxième cycle, au contraire, les *humoristes* et *solidistes*, les *empiriques*, les *browniens* et leurs successeurs, enfin les *exorcistes* (2). On voit que l'auteur, partisan du système de Schelling, se rapproche de Kieser et qu'il mérite à peu près les mêmes reproches, auxquels il faut ajouter celui d'avoir enveloppé ses conceptions dans des expressions beaucoup trop métaphysiques et quelquefois incompréhensibles.

L'ordre chronologique nous amène à un auteur que les Allemands ont appelé à bon droit *le père de l'historiographie philosophique de la médecine*, à DAMEROW (1829) (3). Il admet trois grandes époques dans la médecine *scientifique :* 1° *d'Hippocrate à Galien inclusivement* (4) ; 2° *de Galien à Paracelse;* 3° *de Paracelse à l'époque actuelle*. Dans ce système, Harvey ne ser pas même, comme dans Hecker, à marquer le point de départ d'une époque.

Voici, du reste, comment l'auteur, qui appartient à l'école de Schelling, s'exprime (5) : « Nous voyons dans la première période du passé *(d'Hippocrate » jusqu'à Galien)* l'histoire de la médecine commencer par l'intuition pure de » la nature, par le *grand rien de la théorie* d'où se développent les éléments

(1) L'auteur néglige entièrement tout le temps qui précède Hippocrate.

(2) Ici Quitzmann (*loc. cit.*) met un point d'interrogation ; je pourrais bien en mettre deux.

(3) DIE ELEMENTE DER NAECHSTEN ZUKUNFT DER MEDIZIN. U. S. W., Berlin, 1828. In-8°.

(4) Même reproche que pour Hecker.

(5) Page 61 et *passim*. Voyez aussi Quitzmann, PHILOSOPHIE DER GESCHICHTE DER MEDIZIN, p. 79.

» universels (Hippocrate). Ces éléments prennent dans les sectes qui se suc-
» cèdent ou qui coexistent des formes organiques individuelles différentes, et
» on voit paraître successivement la matière, la forme, l'essence, l'*humidum*,
» le *pneuma*, le *siccum*, l'*esprit*, l'empirisme pur, l'empirisme rationnel, la spé-
» culation, l'humorisme et le solidisme, le dynamisme. On reconnaît dans eux les
» premiers signes, les contours généraux des systèmes, des fonctions et des puis-
» sances élémentaires de la nature humaine. *Le système de la reproduction*
» est indiqué dans la secte des dogmatiques (et des empiriques?) par la prédo-
» minance de la théorie des humeurs, par l'importance attachée à la bile jaune
» et noire (*foie* et *rate*), enfin par l'attraction des éléments extérieurs dans l'es-
» tomac; *le système de l'irritabilité* dans la doctrine d'Érasistrate, et comme
» principe de mouvement chez les méthodiques; *le système de la sensibilité*
» enfin par le *pneuma* des pneumatiques. C'est Galien qui, en réunissant, dans
» une totalité organique, ces membres épars et non développés, s'est efforcé
» d'animer cette dernière par une psyché (ψυχή), quoique matérielle; c'est
» l'*idée psychique*; dans la seconde période (*de Galien jusqu'à Paracelse*)
» cet élément psychique se manifeste comme médecine scolastique (*moyen*
» *âge*, *Paracelse*). »

Jusqu'alors il y a eu, comme nous venons de le voir, seulement un développement de l'*universel*; il ne restait donc à la troisième période (*de Paracelse jusqu'à nos jours*) rien autre chose qu'à développer l'*individuel*, c'est-à-dire les systèmes individuels. En conséquence, dans la première division de cette période (*de Paracelse jusqu'à Stahl*), la médecine commence par le *système abdominal*, par les vues chimiques de Sylvius, de Borelli et même de Van Helmont. Dans la deuxième division (*de Stahl jusqu'à Haller*), l'esprit dominant les différents systèmes de cette division intermédiaire se manifeste comme *système thoracique de l'irritabilité*; c'est le principe des doctrines de Stahl, de Boerhaave et de Hoffmann. « Dans la troisième division (*de Haller jusqu'à nos*
» *jours*), *le système de la sensibilité*, qui y prédomine au commencement (*Cul-*
» *len*), forme le point de transition à la délivrance de la médecine du joug de
» la matière (*J. Brown*). Ce n'est que dans le temps présent que fleurit le
» règne organique de la vie par l'unité de la nature et de l'esprit, pénétré de
» l'expérience et de la philosophie (*école de la philosophie naturelle*). Après
» ce développement parfait de la matière, l'*âme humaine* seule peut être l'élé-
» ment promis de l'avenir prochain de la médecine. »

Cette manière de voir, sauf l'étrangeté des formes, repose assez rigoureusement sur la contemplation des révolutions de la médecine. Mais le système aveugle Damerow; comme tous les Allemands, il s'abuse sur l'importance de Paracelse, et il fait ressortir sa division fondamentale de la médecine plutôt d'une idée mystique que du caractère positif qui a été imprimé à la science par les découvertes réelles, surtout par celles de la physiologie.

On ne me demandera sans doute pas de prendre au sérieux l'Examen des

DOCTRINES MÉDICALES de BROUSSAIS (1829) (1); c'est un pamphlet et non pas un *examen vraiment critique*. D'ailleurs à quoi sert un ouvrage rédigé moins dans l'intérêt de la science elle-même que dans celui d'une théorie personnelle? Broussais aurait dû se contenter d'être un réformateur, mais il ne devait pas se faire historien pour n'accorder que le mépris, et je dirais presque la haine, à tout ce qui l'avait précédé. Voici toutefois ses principales divisions :

De la médecine avant Hippocrate. — Hippocrate. — Introduction de la médecine à Rome (2). — *Galien. — Ce que devient la médecine après Galien. — Paracelse. — Découverte de la circulation* (3). — *Médecine mécanique, mathématique, humorale. — Vitalisme. — Irritabilité. — Influence de Descartes et de Bacon. — Hippocratistes du dix-septième siècle. — Naissance de l'anatomie pathologique. — Nosologistes. — Brown.*

Ce qui suit échappe à toute coordination systématique.

On voit que Broussais morcelle plutôt qu'il ne divise philosophiquement l'histoire de la médecine.

Du premier coup, HAMILTON (1831) (4) montre sa critique en commençant l'histoire de la médecine à Adam; cela pouvait se tolérer encore dans Schultze, mais en plein XIXe siècle, on doit se montrer moins ambitieux, et ne pas remonter si haut:

1re époque, *d'Adam à Hippocrate*. — 2e époque, *Hippocrate et ses successeurs*. — 3e époque, *de Galien jusqu'à la prise d'Alexandrie par les Sarrasins*. — 4e époque, *médecine des Arabes*. — 5e époque, *médecine monastique et école de Salerne*. — 6e époque, *du dixième au seizième siècle*.

Depuis ce moment l'auteur procède par siècles. On voit quel désordre règne dans cette classification; il est souvent difficile de distinguer les véritables périodes de simples coupes opérées pour la commodité de l'exposition.

SCHULTZ (1831) (5), suivi en grande partie par WERBER (1835) (6), comme tous les auteurs allemands, aime toujours à s'envelopper dans l'*idée;* il fait en con-

---

(1) EXAMEN DES DOCTRINES MÉDICALES, etc. 3e éd.; 1829-1834. 4 vol. in-8°.

(2) Cela est renouvelé de Schultze, de Cabanis et de bien d'autres.

(3) Broussais ne pouvait manquer de reconnaître et d'apprécier convenablement toute l'importance de ce fait.

(4) THE HISTORY OF MEDICINE, SURGERY AND ANATOMY. London, 1831. 2 vol. in-8°.

(5) DIE HOMOEOPATISCHE MEDIZIN DES PARACELSUS IN IHREN GEGENSATZE GEGEN DIE MEDIZIN DER ALTEN. Berlin, 1831. In-8°.

(6) UEBER GEGENSATZ, WENDEPUNKT, UND ZIEL DER HEUTIGEN PHYSIOLOGIE UND MEDIZIN ZUR VERMITTLUNG DER EXTREME BESOND. DER ALLŒOPATHIE UND HOMŒOPATHIE NACH GESCHICHTE. Stuttgard, 1835. In-8°.

séquence de Paracelse le point de départ de la réformation moderne, et ses deux grandes périodes répondent aux deux *cycles* de Kieser. Il est bien vrai, comme il le dit, que la réforme de Paracelse (1) ne fut pas un simple rétablissement de la science antique, qu'elle avait au contraire pour but d'aller au delà des limites tracées par les Grecs et de détruire la fausse croyance en la vérité absolue, unique, des anciens. Ce fut *le réveil de la force indépendante;* mais ce réveil, je ne cesserai de le répéter, était plus fait pour embarrasser le développement de la science que pour le hâter, puisqu'il ne reposait pas sur des connaissances positives plus avancées que celles des anciens.

LESSING (1838) (2) est utilitariste. Sans s'occuper du développement intérieur de la science et de la raison de ce développement, il s'applique à faire connaître le moment précis des découvertes et des inventions médicales, à relater les faits extérieurs, enfin à tout ce qui se rattache aux institutions, à l'enseignement et aux sciences accessoires; il est donc essentiellement *pragmatique;* il a accepté sans modification les divisions de Hecker. Du reste, pour certaines parties, particulièrement pour l'histoire de la médecine dans le Bas-Empire, son livre a un mérite incontestable.

BOSTOCK (1835) (3), dans un précis d'ailleurs estimable, quoique fait entièrement de seconde main, s'en tient à peu près à la division purement chronologique en période ancienne, du moyen âge et moderne; la période moderne commence pour lui avec la philosophie inductive (*école anglaise*).

M. KUEHNHOLTZ (1836) (4) divise l'histoire de la médecine en huit époques : 1° *temps antérieurs à Hippocrate;* 2° *Hippocrate;* 3° *médecins grecs depuis Galien jusqu'à la fondation de l'Ecole de Montpellier* (12.0); ° *depuis cette fondation jusqu'à Paracelse;* 5° *de Paracelse à Harvey;* 6° *depuis Harvey jusqu'au dix-huitième siècle;* 7° *dix-huitième siècle;* 8° *dix-neuvième siècle.*

On voit que le docte bibliothécaire de Montpellier n'échappe à presque aucun des reproches que j'ai adressés aux autres historiens; de plus, il a eu, suivant moi, le tort de prendre un accident tout à fait secondaire, *surtout à cette époque*, je veux dire la fondation de l'école de Montpellier, comme limite extrême d'une période.

---

(1) Schultz a caractérisé la médecine homœopathique en la représentant comme une tendance *hyperparacelsique.*

(2) HANDBUCH DER GESCHICHTE DER MEDIZIN. Berlin, 1838. In-8°.

(3) SKETCH OF THE HISTORY OF MEDICINE (extrait de CYCLOPÆDIA OF PRACTICAL MEDICINE). London, 1835. In-8°.

(4) COURS D'HISTOIRE DE LA MÉDECINE ET DE BIBLIOGRAPHIE MÉDICALE PROFESSÉ EN 1836. Montpellier, 1837. In-8°.

Quitzmann (1837) (1), imbu des idées de Herder et de Ast, partant de la considération du développement des organismes vivants, et en particulier des végétaux, et aboutissant à la philosophie naturelle, admet les périodes suivantes : la médecine paraît, dans la première période (*à son degré du germe*), comme une véritable *médecine théurgique*, non séparée en art et en science, ainsi qu'elle existe encore de nos jours chez les peuples de l'Orient. Dans la seconde période (*à son degré de formation*), la *médecine réaliste* de l'antiquité classique, s'élevant à une existence indépendante de la superstition, s'occupe d'abord de rassembler et de mettre en ordre les fruits de l'expérience ; elle se caractérise par une observation exacte (?), par une conception fidèle (?) et par un talent pratique : c'est l'*art de guérir*. La médecine réaliste prend son point de départ dans la religion (première division : *médecine mystique*), jusqu'à ce qu'Hippocrate, en rassemblant toutes les observations, fonde la théorie de l'humorisme (2) qui devient un système réaliste dans le *dogmatisme* (seconde division). Nous voyons opposé à ce dernier le *solidisme* des *méthodistes* (troisième division) qui représente, dans ce degré, l'idéalisme, par sa tendance à jeter des bases scientifiques (?). L'*éclectisme* de Galien (quatrième division) est le produit de l'assimilation intime et de la pénétration de ces principes. La médecine réaliste, après s'être développée de cette manière, reprit sa marche rétrograde par suite de la séparation de ses facteurs.

Dans la troisième période (*à son degré de floraison*), la *médecine idéaliste* de l'ère chrétienne est opposée à cette tendance réaliste-pratique de la médecine. La médecine idéaliste caractérisée par la prépondérance partielle de la connaissance, serait la *science de guérir*. Elle aussi commence (à la première division) par la *médecine mystique* des moines jusqu'à ce que Paracelse, en aplanissant le sol par la destruction de la médecine galéno-scolastique, prépare une forme rajeunie de cette science. Mais comme la science se sépare en deux tendances, selon qu'elle considère l'objet dans son caractère *réaliste-égoïste* ou dans son essence *idéale-éternelle*, le *matérialisme* paraît (dans la seconde division), et encore sous une double face, dans les écoles chimiatrique et iatro-mécanique, selon qu'on envisage les rapports chimiques ou mécaniques de la matière. Les *écoles dynamiques* (troisième division) sont opposées aux écoles précédentes, jusqu'à ce que les unes et les autres, après s'être développées dans

(1) Von den medicinischen Systemen in ihrer geschichtlichen Entwickelung. München, 1837. In-4°. — Vorstudien zu einer philosophischen Geschichte der Medizin. Karlsruhe, 1843. In-8°. — Je me suis servi plusieurs fois avec fruit de cet ouvrage profondément pensé, pour l'appréciation de certaines doctrines qui m'étaient peu familières.

(1) On voit par la lecture des philosophes anté-socratiques qu'Hippocrate n'est point l'inventeur de cette théorie presque aussi ancienne que la physiologie.

toutes les directions et après avoir alternativement prédominé, se pénètrent enfin entre elles dans l'intuition et la connaissance uniquement vraie de la nature et élèvent la science à une organisation harmonique dans l'*idée* de la philosophie naturelle (quatrième division).

Tout en admettant, avec Quitzmann, que l'idée du développement organique de la science doit présider à la classification des périodes de l'histoire, je lui reprocherai, d'abord d'avoir pris son point de départ en dehors de la science elle-même; il lui a fallu forcer les analogies et les rapprochements, établir un parallélisme qui pèche trop souvent par l'inexactitude, la confusion et une recherche outrée des conceptions systématiques. Il est vrai la science a, comme les êtres organisés, des phases de développement, mais non pas les mêmes phases. Les quatre degrés de croissance reconnus par l'auteur ne répondent pas à la marche ascendante de la médecine, si on considère les faits dans leur totalité. Il en résulte que Quitzmann a embrassé dans un même coup d'œil des périodes fort différentes d'aspect, et qu'il a méconnu le vrai caractère de certaines, par exemple, de celle que j'ai appelée *période de conservation* (sixième), et dans laquelle la médecine *mystique des moines* et la médecine grossièrement superstitieuse des barbares, jouent en quelque sorte le rôle de la mythologie, au berceau de la médecine. Du reste, cette période peut bien être aussi appelée une période de seconde origine; la médecine grecque avait déposé un germe qui, pendant le moyen âge, paraît s'enfouir de plus en plus dans les profondeurs de l'histoire, et qui tout à coup reparaît plein de sève et de vie.

En second lieu, Quitzmann a pris pour base de périodes secondaires quelques systèmes et non pas tous les systèmes; il les a considérés, en quelque sorte comme se succédant, tandis qu'ils coexistent. Les systèmes sont des manifestations de la force plastique de la médecine, si je puis me servir de cette expression; ils aident à son développement, mais, je ne cesserai de le répéter, ne sont pas le développement lui-même.

J'ajoute encore une réflexion : Quitzmann, qui a reconnu quatre degrés de croissance dans les organismes vivants, y admet aussi quatre degrés de décroissance; mais pour la médecine, quand il est arrivé au summum de la croissance, il est obligé de s'arrêter et de laisser le reste dans l'*avenir* ou le *devenir*. Il paraît ainsi présupposer que la science passera aussi par ces quatre degrés, mais sur ce point nous ne pouvons pas même former de conjectures. Je me suis expliqué plus bas sur cette question.

FRIEDLANDER (1838-39) (1) est assurément l'un des historiens le plus systématiques; son principe est que la médecine, née de la foi religieuse, comme une idée réparatrice, est fondée primitivement sur la conception de la force *médi-*

---

(1) VORLESUNGEN UEBER DIE GESCHICHTE DER HEILKUNDE. Leipzig, 1838-39. 2 v. in-8°.

catrice de la nature et de l'esprit. Du reste, avant lui Windischmann (voyez plus haut), Ringseis (dans ses ouvrages de pathologie) et surtout M. Henschel (1) avaient admis l'idée religieuse comme fondamentale dans l'histoire de la médecine. Pour ce dernier, le besoin, le désir du salut (*bien-être*) physique ne provient pas d'un besoin matériel, mais de la foi même. Cette manière de voir n'a pas servi à M. Henschel à systématiser tout l'ensemble de l'histoire de la médecine, mais seulement à caractériser la médecine chez les peuples les plus anciens, ce qui est fort différent. Dans ce sens la théorie est rationnelle jusqu'à un certain point; c'est la transformation philosophique de cet axiome qui fait le fond des premières histoires: la *médecine vient de Dieu* (*medicina ex Deo*). Moi je dirai, avec Hippocrate : *Tout est divin et tout est naturel.*

Voici comment s'exprime M. Friedlander, qui du reste ne fait guère que paraphraser Damerow :

« La médecine de l'antiquité se caractérise par une *tendance vers le général*, » par une observation matérielle, grandiose. Dans les écoles, la matière (*empirisme*), la forme (*méthodisme*) et l'essence (*pneumatisme*) de la vie se » mirent successivement à la tête de la théorie; elles se réunissent chez » Hippocrate et chez Galien : chez le premier, par l'intuition vivante de l'esprit de la nature ; chez le second, par la jonction artistique des expériences » et du savoir accumulés pendant des siècles. Après que le XVIe siècle eut » essayé de vivifier du dedans au dehors l'essence de la nature par un principe » spirituel idéal, la tendance généralisatrice fut nécessairement suivie par la » tendance *individualisante* (*vers l'individuel, le particulier*); en cela les » sciences naturelles servirent de modèle, d'exemple à la médecine. D'abord » ce fut le côté matériel et superficiel qui prévalut (*chimisme* et *mécanisme*, » Sylvius et Borelli). Enfin la triade éminente (le triumvirat médical du dix-huitième siècle) des systèmes de Stahl, de Fr. Hoffmann et de Boerhaave, pour lesquels le mouvement était l'expression la plus immédiate de la vie, amenait un » nouveau développement de la médecine qui passait à une conception plus nette » et plus libre de la vie. »

« La vie du genre humain, dit HEUSINGER (1839) (2), n'est pas composée d'événements, de mananifestations incohérentes, mais c'est une loi universelle » qui détermine le développement de l'humanité et de chaque peuple. De » même que pour le développement de chaque homme individuel, *sa véritable* » *signification ne saurait être reconnue qu'en envisageant l'ensemble de* » *toutes ses manifestations*; de même la véritable essence de toute science

---

(1) UEBER DEN CHARAKTER DER MEDIZIN BEI DEN ALTESTEN VOLKERN. Breslau, 1835. In-8°.

(2) GRUNDRISS DER ENCYCLOPEDIE UND METHODOLOGIE DER NATUR UND HEILKUNDE. Eisenach, 1839. in-8°.

» et par conséquent de la médecine ne saurait se reconnaître que par la conception consciencieuse et exempte de préjugés de toutes les manifestations de sa *Genèse* et de son *Être*. L'histoire universelle du genre humain doit donc nous fournir le fil qui nous guide à travers l'histoire de la médecine et de ses périodes. Mais considérant que de nombreuses divisions du peuple primitif (des *Arii*) se sont éteintes sans être parvenues à un haut degré de civilisation, l'histoire de la médecine ne doit s'occuper que des peuplades de races arique et caucasienne qui ont en effet contribué à la culture de la science. La civilisation d'un peuple se manifeste dans sa *langue*; elle en est non-seulement l'expression, mais elle donne aussi à l'historien des éclaircissements positifs sur l'origine, la parenté et les transitions de civilisation de chaque peuple. »

De là, l'auteur établit les divisions suivantes dans l'histoire de la médecine :

1° *Origine de la médecine en général.* — 2° *Notices sur la médecine des Chinois et son rapport avec celle du peuple primitif* (?). — 3° *Histoire de la médecine indienne.* — 4° *Histoire de la médecine égyptienne.* — 5° *Histoire de la médecine grecque.* — 6° *Histoire de la médecine sémitique* (*Arabes*).— 7° *Histoire du développement de la médecine germanique jusqu'à Paracelse et Vésale.* — 8° *Médecine germanique jusqu'à Kant et Napoléon* (!). — 9° *Médecine actuelle.*

Ces vues, quoique empreintes d'originalité, ne sauraient soutenir l'épreuve d'une critique sérieuse; l'auteur, ethnographe avant tout, n'a pas même abandonné la sphère de ses études ordinaires en traitant de l'histoire de la médecine; mais la médecine, à l'instar de toutes les autres sciences, ne se laisse pas ainsi parquer dans des régions déterminées; elle s'étend à peu près uniformément; elle est cosmopolite par nature et ne change pas de caractère fondamental en passant d'un pays à un autre. Dans ce système, le grand caractère d'unité de la médecine occidentale disparaît entièrement, et l'auteur semble admettre que chez un même peuple les diverses époques de la science se ressemblent, ce qui est radicalement faux, témoins les Arabes, par exemple, qui, partis du plus grossier empirisme pour arriver à une culture intelligente, sont retombés dans l'ignorance superstitieuse.

M. Raige-Delorme, dans le Dictionnaire de médecine (2e éd., 1839), adopte une classification naturelle très-simple et très-propre à faciliter l'exposition historique; mais bien qu'elle repose en fait sur l'idée du développement de la science, elle paraît cependant au premier abord purement pragmatique et ne représenter que la marche des événements extérieurs.

« Nous considérerons, dit l'auteur, la médecine : 1° dans son origine, dans son état, chez les peuples anciens, chez ceux dont la civilisation a été stationnaire ou qui ne sont parvenus qu'à une demi-civilisation. 2° Chez les Grecs dans les commencements, puis à l'époque des premiers philosophes jusqu'à

Hippocrate. 3° A l'époque de ce fondateur de la vraie science médicale. 4° Depuis la fondation de l'école d'Alexandrie jusqu'à Galien, systématiseur » de la médecine ancienne. 5° De Galien à la destruction de l'empire romain et » la décadence des sciences. 6° Chez les Arabes conservateurs de la médecine. » 7° Au moyen âge et chez les peuples occidentaux. 8° Enfin, de la renaissance » à nos jours. »

KRUEGER (1840) (1) admet cinq périodes : 1° *Depuis les temps les plus reculés jusqu'à Hippocrate.* 2° *D'Hippocrate à Galien.* 3° *De Galien à Paracelse* (2). 4° *De Paracelse à Harvey.* 5° *Depuis Harvey jusqu'à nos jours.*

ISENSEE (1840) (3) a divisé l'histoire ancienne et du moyen âge en : *Période ancienne. — Époque grecque. — Moyen âge. — Époque romaine. — Époques arabico-scholastique germano-réformatrice.*

Isensee suit Hegel sans le comprendre toujours suffisamment ; il a entre autres le tort de prendre comme point de départ de ses grandes divisions la trinité banale et classique : *antiquité, moyen âge* et *âge moderne.* Ces trois périodes, mal définies d'ailleurs, ne concordent pas avec les changements radicaux opérés dans la science. J'ai montré ailleurs que l'introduction de la médecine scientifique à Rome ne doit point être prise en considération dans l'idée du développement de la science, pas plus qu'on ne prendrait en considération, pour la caractéristique d'une période moderne, l'introduction de la médecine française ou anglaise soit en Algérie, soit dans quelque état d'Amérique.

Quitzmann (p. 110 sq.) juge très-durement l'ouvrage d'Isensee; plusieurs des reproches qu'il lui adresse sont fondés, mais je ne puis souscrire à celui qu'il lui fait d'avoir comparé Paracelse à Harvey. *Il faut*, dit-il (p. 116), *être entièrement dépourvu de tout esprit philosophique et critique pour oser mettre en parallèle Paracelse, le réformateur par excellence, et Harvey, l'auteur d'une découverte secondaire, bien qu'importante.* Quoi ! une découverte qui change la face de la science, une découverte qui contient en germe tous les progrès futurs de la médecine, en un mot, la vérité, la réalité, ne serait pas mille fois plus importante que des idées *à priori*, qui n'ont eu d'écho que dans quelques cerveaux privilégiés ! Paracelse a le mérite, il est vrai, d'avoir osé regarder en face la médecine ancienne, mais son regard n'était pas de ceux qui pulvérisent. Supposez Paracelse sans Harvey, que fût devenue la médecine? Elle eût rétrogradé de plusieurs siècles; mais admettez Harvey sans Paracelse et dites si la science eût été arrêtée dans son essor. Que le reproche adressé à

---

(1) SYNCHRONISCHE TABELLEN ZUR GESCHICHTE DER MEDIZIN. Berlin, 1840, in-4°.

(2) Ainsi que je l'ai déjà remarqué à propos d'Ackermann, nous retrouvons ce point de vue chez presque tous les Allemands.

(3) GESCHICHTE DER MEDIZIN UND IHRER HUELFSWISSENSCHAFTEN. Berlin, 1840, in-8°, 4 vol.

Isensee retombe donc de tout son poids sur son savant mais trop partial critique !

L'erreur capitale des Allemands est, à mon avis, de considérer Paracelse comme limite entre la médecine ancienne et la médecine nouvelle; je me serais moins fortement élevé contre leur manière de voir si, à l'exemple de Hecker, ils se fussent contentés de prendre le *réformateur*, ainsi qu'ils l'appellent, comme point de départ d'une division secondaire, marquant pour ainsi dire le premier assaut donné à la médecine grecque. — D'ailleurs la chémiatrie a eu le double tort d'apparaître trop tôt et avec une allure toute mystique. Ce système n'avait presque aucun soutien véritable ni en physiologie ni en chimie, et le bien éloigné qui a pu en résulter, il l'a produit sans conscience; la vraie chémiatrie ne put reparaître que bien longtemps après Paracelse, sous la forme moderne de *chimie pathologique et physiologique;* mais cette nouvelle chémiatrie repose sur des connaissances réelles dans la chimie et la physiologie; cependant elle n'a point encore osé, et sans doute elle n'osera jamais se présenter comme système rendant compte de tous les faits. On reconnaîtra toutefois que quelques auteurs, particulièrement en Allemagne, n'ont pas craint de revenir par une route détournée à certaines rêveries paracelsiques. Du reste, ce serait un sujet fort intéressant d'études que de suivre dans leur développement respectif, et de comparer ensemble les systèmes médicaux qui dérivent de Paracelse et ceux qui doivent leur origine à la découverte de la circulation.

Dans un ouvrage récent (1) (1842), VAN DER HOEVEN a donné une classification très-lâche et à peine formulée :

Médecine ancienne. — Médecine hippocratique. — Galien et médecine post-galénique. — Du neuvième siècle à la prise de Constantinople. — Médecine des Arabes et des Arabistes. — Renaissance et réforme de la médecine. — Pour la suite de l'histoire, les périodes ne sont même plus indiquées.

Du reste, son livre n'est pas sans utilité ; il a surtout le grand mérite d'avoir été fait pour inspirer aux élèves le goût de l'histoire et pour leur fournir les premières notions de cette branche de la littérature médicale.

Les divisions de HAESER (1845) (2) sont les mêmes que celles de Hecker; seulement Haeser remplace Paracelse par Vésale, substitution qui n'est pas très-heureuse; car Vésale a exercé une influence encore moins directe que Paracelse sur la marche de la médecine. La physiologie même la plus grossière a toujours eu une influence plus considérable que l'anatomie, bien que les progrès de l'anatomie devancent souvent ceux de la physiologie. La médecine an-

(1) DE HISTORIA MEDICINÆ, LIBER SINGULARIS. Lugd. Batav., 1842, in-8°.

(2) LEHRBUCH DER GESCHICHTE DER MEDICIN UND DER VOLKSKRANKHEITEN. Iena, 1845, in-8°.

cienne et la moderne procèdent toutes deux de la physiologie, et toutes deux, dans leur développement, se sentent de cette première origine.

M. Renouard (1) a fait des efforts sérieux pour arriver à une détermination philosophique des périodes de l'histoire de la médecine, mais je n'oserais pas affirmer que ces efforts ont été couronnés de succès. Les dénominations ne sont pas toujours justes ; les limites sont souvent inexactes ; enfin la connaissance des faits et des idées propres à une période est quelquefois incomplète. Dans les Archives générales de médecine (1846), j'ai présenté quelques réflexions sur cette classification ; je les reproduis ici sous une autre forme et en y ajoutant de nouvelles observations.

Il convient d'abord de mettre la classification de M. Renouard sous les yeux du lecteur.

Age de fondation, divisé en quatre périodes : *Primitive ou d'instinct*, finissant à la ruine de Troie. — *Sacrée ou mystique*, finissant à la dispersion de la société pythagoricienne. — *Philosophique*, finissant à la fondation de la bibliothèque d'Alexandrie. — *Anatomique*, finissant à la mort de Galien.

Age de transition, divisé en *période grecque*, finissant à l'incendie de la bibliothèque d'Alexandrie. — *Arabique*, finissant à la renaissance.

Age de rénovation : *Période érudite*, quinzième et seizième siècles. - *Réformation*, dix-septième et dix-huitième siècles.

L'*âge de fondation* est beaucoup trop prolongé ; il devrait s'arrêter à Hippocrate, qui fonde véritablement la *science*; elle se développe ensuite théoriquement et pratiquement dans toutes les branches, jusqu'à Galien, qui la constitue définitivement.

L'expression *âge de transition* me paraît improprement choisie pour caractériser l'espace de temps compris entre Galien et l'an 640 : il n'y a là aucun des caractères d'une transition. Pendant ce laps de temps, la science reste la même, elle se conserve activement entre les mains de quelques auteurs originaux et des encyclopédistes. Cette première partie est une des époques les plus fécondes de la littérature médicale grecque. Quant aux Arabes, ils jouent un rôle de pure conservation et de transmission. Cette époque de transition existe plutôt depuis l'apparition des premiers réformateurs jusqu'au développement des systèmes purement modernes.

La première et les deux dernières périodes, et jusqu'à un certain point la sixième, sont bien dénommées ; mais la deuxième période commence et finit trop tard. Les écoles de philosophie auxquelles la méthode ancienne doit tant, ne sont pas mentionnées, à moins qu'elles ne soient comprises dans la troisième

---

(1) Histoire de la médecine depuis son origine jusqu'au dix-neuvième siècle. Paris, 1846, 2 vol. in-8°.

période ; mais alors cette période est mal nommée, parce qu'à partir d'Hippocrate, on ne peut plus l'appeler *philosophique*.

Dire que la quatrième période est *anatomique*, c'est ne représenter qu'un côté des choses, c'est ne voir la médecine que par une de ses faces. Il se développe dans cette période des éléments bien plus considérables. Toute cette période est traitée avec une inextricable confusion; M. Renouard, mû par sa prédilection pour les vues abstraites, procède ici par une sorte de dissection qui démembre les unités les plus tranchées, qui morcelle les plus grandes renommées ; cette manière de faire se retrouve encore dans l'exposition de l'histoire moderne ; je ne sache pas qu'aucun historien l'ait proposée avant M. Renouard.

Pourquoi appeler *grecque* la cinquième période? Est-ce que toutes ces périodes ne sont pas grecques? Du reste, M. Renouard ne donne pas les raisons de ses dénominations. Cette période, dit-il, sera appelée de telle façon, et voilà tout.

En finissant, je reproduis ici l'éloge que j'ai donné ailleurs à M. Renouard : quand on est arrivé aux temps modernes, on retrouve dans son livre une science étendue et une philosophie nette et vraiment critique.

La classification que M. SAUCEROTTE (1846) a proposée dans un essai remarquable (1) est trop compliquée et trop longue pour que nous la rapportions intégralement. Il nous suffira de dire que, frappé d'un certain parallélisme entre le développement de la philosophie et celui de la médecine, l'auteur a essayé de subordonner les époques de la seconde aux phases par lesquelles a passé la première. Ce procédé a quelque chose d'ingénieux, mais il ne faut pas le pousser trop loin. On doit, toutes les fois que l'occasion s'en présente, établir ces sortes de rapprochements et faire ressortir les influences réciproques, mais il faut se garder de les reproduire continuellement, et surtout de s'en servir comme base de division des périodes; car de cette façon on sacrifiera nécessairement ou la philosophie à la médecine, ou la médecine à la philosophie ; et ce dernier cas est précisément celui de M. Saucerotte ; il ne me serait pas difficile d'en donner des exemples. J'ajoute que plusieurs époques ont été absolument formées ou défigurées pour obéir aux nécessités du principe posé. J'ajoute, du reste, que cet essai de M. Saucerotte est remarquable et témoigne d'un esprit généralisateur.

Les ouvrages de MM. BROECKX (Gand, 1837), CHINCHILLA (Valence, 1841), MOREJON (Madrid, 1842), DE RENZI (2e édition, Naples, 1849), étant des histoires spéciales, la première de la Belgique, les deux autres de l'Espagne, et la dernière de l'Italie, ne peuvent pas m'occuper ici. M. Chinchilla a mis en

(1) REVUE MÉDICALE, janvier 1846.

tête de ses ANALES HISTORICOS un précis de l'histoire générale, qu'il divise ainsi : *Depuis les temps anté-historiques jusqu'à Hippocrate.* — 2° *D'Hippocrate à Galien.* — 3° *Arabes.* 4° *Restauration des sciences.* — 5° *Depuis cette époque jusqu'à nos jours.*

On voit que M. Chinchilla n'est guère sorti des voies battues.

En commençant sa savante introduction aux ŒUVRES D'AMB. PARÉ (Paris, 1840), M. Malgaigne a dessiné à grands traits les diverses périodes de l'histoire de la médecine. Subordonnant presque tout à la prédominance plus ou moins absolue du *principe d'autorité*, il trouve l'occasion de créer, pour l'histoire de l'Église, un système qui ne sera, sans doute, accepté que sous bénéfice d'inventaire par les gens du métier; montre en même temps une préférence marquée pour la Réforme comme un premier pas, quoique d'abord timide, vers le rationalisme.

Jusqu'ici je n'ai accompli que la moitié de ma tâche; il ne suffit pas en effet de détruire, il faut encore édifier; après la partie critique doit nécessairement venir la partie dogmatique; je vais donc, dans ces dernières pages, essayer de poser des bases que je crois nouvelles pour l'établissement des périodes de l'histoire de la médecine; j'aurai atteint le but, si l'on trouve que j'ai su échapper à quelques-uns des reproches les plus sérieux que j'ai dû faire aux classifications de mes devanciers.

Étudiées une à une, ou prises en masse, aucune de ces classifications ne me paraît satisfaire aux exigences de la critique historique, aucune ne fait ressortir sous son véritable jour cette vérité, à mon avis incontestable, que la science marche comme l'humanité, que toutes deux se proposent une fin, qu'elles ont toutes deux leur état embryonnaire, leur enfance, leur jeunesse et leur virilité; toutefois la vieillesse n'est qu'apparente, puisque le progrès est incessant et qu'il n'y a jamais eu qu'un simple déplacement du flambeau. On voit bien, il est vrai, des oscillations très-sensibles, des pertes partielles, chez certains peuples, par exemple, où la vie semble immobilisée et pour ainsi dire stéréotypée; mais en dernière analyse, quand on considère les choses de haut et dans leur ensemble, le résultat final se résume par ce mot, *progrès* (1).

---

(1) M. Ampère (*) a dit excellemment : « On doit envisager le perfectionnement humain dans son ensemble, et non pas le faire porter sur telle ou telle faculté de la nature humaine; il est trop clair que, pour gagner d'un côté, il faut se résigner à perdre de l'autre : si on gagne plus qu'on ne perd, il y a perfectionnement. » — C'est ainsi qu'en médecine, l'idée de *malade* et de *maladie*, en un

(*) QUELQUES PRINCIPES SUR L'HISTOIRE COMPARÉE DES LANGUES, dans *Littérature et Voyages*, t. I, p. 308.

Les peuples passent, la science reste comme leur impérissable héritage (1).

Du reste, ce sont précisément ces acquisitions et ces pertes successives qui rendent l'histoire indispensable pour la constitution dogmatique et pratique de la médecine, et qui élèvent l'historien au-dessus des préoccupations exclusives du moment actuel. Il en résulte également que l'histoire devient le critérium même de l'histoire et le juge impartial des faits qui se sont produits ou des dogmes qui ont régné; car il serait impossible, mais surtout injuste et radicalement faux, d'apprécier les uns et les autres par les seules lumières de la médecine actuelle, puisqu'elle tâche de ne tenir presque aucun compte des éléments qui lui ont été fournis par la science antérieure. Il faut donc établir un contrôle réciproque entre le passé et le présent, en tâchant d'y joindre l'observation directe de la nature comme le suprême moyen de vérification.

Tout, dans les sciences, a commencé par d'obscures et fantastiques origines, mais on ne sait comment tout finira, et s'il y aura une ligne de décroissance répondant à la ligne ascensionnelle. Nous devons, dans de pareilles questions, nous en tenir au point de vue purement empirique et constater seulement ce fait : la science a commencé, elle a marché, elle a eu des moments d'arrêt, elle a repris sa marche et elle la continue; elle n'a pas vieilli, vieillira-t-elle? Sur ce point, l'induction ne peut, à mon avis, rien apprendre. J'ajouterai seulement que, pour les sciences naturelles, je n'ai pas plus de raison de croire au *progrès indéfini* que pour les sciences morales ou politiques.

Ainsi que je l'ai dit plus haut, la science, comme l'humanité, tend vers un but; elles ne le poursuivent pas toujours de la même manière, et les étapes de l'une, si je puis me servir de cette expression, ne correspondent pas toujours aux étapes de l'autre; toutefois, la loi qui les gouverne est identique.

Si on admet que le but de l'humanité, au point de vue politique, consiste dans la constitution du *pouvoir* et de la *liberté*, il sera facile de marquer les trois grandes périodes de l'histoire : *droit ancien* ou *de l'esclavage; droit féodal* ou *des minorités*; *droit moderne* ou *constitutionnel*, ou *des majorités*. Pour la science, dans la période purement ancienne, l'esprit est enchaîné par des théories *à priori* qui semblent entraver ou du moins voiler les manifestations de la nature. Au moyen-âge, il y a un état mixte qui repose en principe sur la science antique et qui cependant laisse percer un certain esprit d'examen. L'émancipa-

---

mot que la notion de l'*ensemble* a presque disparu devant la recherche des *états organo-pathologiques*, en d'autres termes, devant la science des détails. Le jour où ces deux conceptions, du général et du particulier, je veux dire des maladies et de la maladie, seront unies par une science sévère et exacte, le progrès aura sur ce point atteint son summum.

(1) L'Italie a reçu de la Grèce la science, qui s'y est longtemps perpétuée comme dans son foyer; maintenant les Grecs et les Italiens sont à peu près réduits, surtout les premiers, à traduire nos livres ou à les imiter.

tion ne commence réellement qu'avec la méthode expérimentale, c'est-à-dire avec l'époque moderne.

Les époques de l'histoire littéraire ne sauraient être assimilées à celles de l'histoire de la science. La première est plutôt en rapport avec la marche particulière d'un peuple qu'avec celle de l'humanité tout entière; ses manifestations sont plus spontanées, elle arrive plus vite à la réalisation du type qui est le beau, puisque cette réalisation dépend en grande partie des seules forces de l'esprit. Dans la science, il y a une tradition constante, aussi bien dans les textes que dans la reproduction des faits; mais en littérature, il n'en est pas ainsi : le fil se rompt et se renoue d'une façon irrégulière; je dirais presque que tout est abandonné aux caprices et à la spontanéité du génie. Ainsi, à l'origine de la société grecque, vous trouvez un Homère, et il faut attendre longtemps pour rencontrer un Hippocrate. En plein moyen âge, à côté de poëtes qui écrivent dans un latin barbare, vous avez des poëmes nationaux comparables à ceux d'Homère.

Les historiens de la médecine oublient trop aisément ce fait capital, que l'histoire de la médecine doit d'abord être divisée en deux grandes périodes : 1° la médecine ancienne, qui commence, par les monuments du moins, à Hippocrate, et dont l'empire n'est sérieusement ébranlé que par la découverte de la circulation du sang; 2° la période moderne.

Dans la période ancienne, la médecine, constituée scientifiquement dans son ensemble, sinon dans ses détails, par Hippocrate, traverse plusieurs siècles au milieu de luttes intérieures, voit surgir tour à tour de son sein des sectes, des systèmes inconnus à son fondateur. et vient enfin recevoir des mains de Galien une constitution si solide qu'il lui fallut près de quinze siècles pour être entamée. Voilà, si je ne me trompe, un ensemble assez imposant, assez complet pour qu'il ne soit pas méconnu.

Pour trouver une base solide et uniforme pouvant servir de règle commune à la formation des époques en lesquelles se divise cette grande période, il m'a semblé que le seul moyen était de considérer d'abord la médecine antique comme ayant un développement organique marqué par des phases successives et caractéristiques correspondant dans de certaines limites au développement d'un être vivant; cette manière d'envisager l'histoire de la médecine, loin d'être réprouvée par les faits, en est une conséquence naturelle. Du reste, les périodes principales de l'histoire d'une science, doivent, comme je l'ai déjà dit, présenter le résumé le plus général et le plus complet des faits et des conceptions, et en embrasser la grande majorité. Ces caractères ne sauraient mieux se rencontrer dans une classification, que si elle procède de l'idée du développement même de la médecine; en d'autres termes, si cette classification ne perd jamais de vue la manière dont le triple problème *de la nature de la maladie, de la puissance des médicaments* et *des lois de la vie*, a été posé et résolu dans la suite des siècles. C'est là le trépied sur lequel repose toute la science; c'est de la diversité que reçoit la solution de ce triple problème qu'elle tire ses modifications les plus radicales, et par conséquent les plus essentielles.

J'ai donc fait abstraction des doctrines, des théories, des systèmes, des hommes, enfin des sciences parallèles et de l'histoire politique, sinon pour limiter, au moins pour constituer mes périodes, et voici celles auxquelles j'ai cru pouvoir m'arrêter.

Première époque : *Primitive, mythique ou théologique.* — Les dieux viennent au secours des hommes. La mythologie se retrouve au berceau de la médecine, comme à celui de toutes nos connaissances. L'expérimentation la plus grossière fournit les premiers rudiments et les premiers éléments de la médecine qui commence sans conscience d'elle-même.

Deuxième époque : *De préparation ou d'éducation philosophique* — Les premières bases scientifiques sont posées par un naturisme *à priori;* la *physiologie*, ou si l'on aime mieux, l'*histoire naturelle*, conçue à la façon du temps, remplace la médecine proprement dite; mais on voit aussi apparaître à cette époque de l'histoire des médecins dans la véritable acception du mot.

Troisième époque : *Réunion des éléments épars* (faits et doctrines); *systématisation scientifique et pratique, eu égard aux principes fondamentaux* (théorie de la maladie, des médicaments et de la vie). Alors fleurissent les écoles de la grande Grèce, de Cnide, de Rhodes et de Cos, laquelle absorbe les autres, et dont le chef domine cette époque et fait oublier presque tout ce qui l'a précédée.

Quatrième époque : *Développement excentrique de la science; esprit de critique et de lutte.* — Le foyer scientifique se déplace et prend une activité nouvelle. La médecine, avec presque toutes les autres branches des connaissances humaines, passe de Grèce à Alexandrie, pour s'y développer dans une direction toute particulière. Il y a un travail intérieur qui pousse les recherches pour ainsi dire du dedans au dehors; tous les problèmes sont agités; les deux grandes écoles se dessinent : *rationalisme* et *empirisme;* le rationalisme se manifeste par des théories et des sectes qui s'entrechoquent : l'*idée du général*, posée par Hippocrate, arrive avec les élèves de Cos et se trouve en lutte avec l'*idée du particulier*, importée par les élèves de Cnide. C'est tout ensemble une époque *critique* dans le sens rationnel, et de *crise* dans le sens physiologique. En un mot, cette période se caractérise éminemment par la diversité, par le développement de tous les principes posés antécédemment par l'intromission d'éléments nouveaux et par l'étude de toutes les questions de détail.

Cinquième époque : *Constitution définitive de la médecine antique.* — Galien joue, par rapport à la période qui la précède, le rôle d Hippocrate pour la seconde époque de la science en Occident.

Sixième époque : *Conservation, dissémination et en même temps préparation à la grande réforme moderne.*

Pour être bien comprise, cette sixième période doit être divisée en trois périodes secondaires :

1° *Conservation active :* Grecs (par exemple, Philagrius, Antyllus, Alexandre de Tralles, Oribase, etc.); Latins (Cœlius Aurelianus, Theodorus Priscianus, etc.).

2° *Transmission pure et parasitisme :* L'héritage des Grecs se partage ici en : Grecs du Bas-Empire; Latins; Arabes et Juifs; Galénistes. — En Occident, les Arabes et les Juifs restent maîtres du terrain pendant plus d'un siècle; vers 1350, les Galénistes purs commencent à contre-balancer leur autorité, et finissent par marcher de pair avec eux jusqu'à la Renaissance, où ils ont le dessus.

3° La *Renaissance* forme la troisième période de la sixième époque.

Un peu avant la Renaissance, et à cette époque, on commence à envisager autrement qu'on ne l'avait fait la trinité médicale : *maladie, médicaments* et *vie;* des germes nouveaux se préparent et vont aider, sinon immédiatement, au moins médiatement, à l'émancipation de l'esprit moderne.

Septième époque : *Moderne ou réformatrice.* — De l'union des idées anciennes, des faits déjà constatés et des nouvelles acquisitions théoriques ou expérimentales va sortir la médecine actuelle.

Cette septième période est trop compliquée, présente des centres d'activité trop divers, voit surgir trop de systèmes, compte trop d'hommes éminents pour que j'essaye d'en tracer ici les nombreuses subdivisions. Peut-être essayerai-je un jour de remplir cette pénible tâche, si mes travaux me permettent de traverser le seizième siècle et d'arriver au pied du dix-septième.

J'avais d'abord admis une seule époque avant Hippocrate; des études ultérieures m'ont amené à en reconnaître deux bien distinctes. La première doit s'appeler *mythique* ou *théologique.* Homère est le principal historien de cette époque ; il nous montre la médecine entre les mains des dieux ou de leurs descendants en qualité de Héros. Les origines mythologiques communes à toutes les sciences et à l'histoire, se retrouvent à peu près les mêmes chez tous les peuples; seulement, chez les uns, le développement se poursuit dans un sens scientifique, par une force intérieure qui tient à la fois à la virtualité du peuple et à celle de la science. Chez les autres, la science et l'histoire restent à l'état d'immutabilité et n'arrivent pas à la période réfléchie. En conséquence, pour traiter cette époque, il ne suffit pas d'étudier la Grèce, mais tous les peuples à leur naissance; seulement en Grèce, ce pays dont toute chose découle pour le monde occidental comme d'un fleuve intarissable, la médecine se développe de son germe même, tandis que pour les autres peuples elle attend une influence étrangère.

Dans la seconde époque, qu'on peut appeler époque de *formation scientifique*, on trouve trois éléments bien distincts, les écoles philosophiques d'où sortent, au moins en principe, presque toutes les connaissances biologiques de l'antiquité. Bien avant l'inscription de Delphes, l'homme avait senti le besoin de se connaître lui-même, de réagir en quelque sorte sur la nature et de lui arracher ses secrets. En l'absence d'une méthode expérimentale et de connaissances positives, on se mit donc à imaginer de toutes pièces des cosmogonies et à écrire sur la nature de toutes choses en général et sur celle de l'homme en particulier. Tous ces premiers écrits sont intitulés : Περὶ φύσεως (De la nature).

Les yeux éveillés, pour ainsi dire, aux premiers rayons d'un soleil nouveau, ne pouvaient se rassasier de ce spectacle infini. Dans la première période, les dieux remplissaient le monde et éblouissaient la vue; dans la seconde où commence la réflexion, l'homme prend peu à peu la place des dieux et se contemple lui-même. Les premiers essais de biologie, ou, pour rester davantage dans les expressions antiques, de *physiologie*, furent sans doute bien imparfaits, puisque la base fondamentale manquait, je veux dire la connaissance de la physique du monde et de celle de l'homme. On n'avait aucune idée des lois fixes de la nature, on ne connaissait que ses caprices. Les principaux dogmes de la physiologie ont été établis *à priori* en dehors de l'observation des phénomènes. On fit violence à la nature, et longtemps elle a dû, pour ainsi dire, se plier à ces exigences des systèmes; c'est précisément ce qui explique la permanence de doctrines tout à fait erronées. La méthode expérimentale trouve en elle-même les moyens de se réformer; la méthode *à priori* s'efforce au contraire de plier les faits à ses exigences, et ne cède que devant les démonstrations répétées jusqu'à satiété, et quand l'évidence est devenue, en quelque sorte, de notoriété publique.

Il est probable que si les premières conceptions physiologiques avaient pu émaner de médecins tels qu'Hippocrate, le vague, l'indécision eussent été moins considérables, et que de prime-saut on fût arrivé à des résultats plus scientifiques. On le voit manifestement par les tentatives mêmes d'Hippocrate sur certaines questions dont il paraît le père, car il ne semble pas que d'autres les aient soulevées avant lui. On est donc en droit de dire, sans crainte de se tromper, que les premières origines de la biologie furent toutes philosophiques et que nous sommes tributaires de la philosophie. Faut-il s'en applaudir? faut-il au contraire s'en affliger? — Sans doute il faut s'en applaudir, si on considère que cette origine philosophique ne fut pas sans influence sur la manière dont la médecine se constitua définitivement. Elle revêtit bientôt, entre les mains d'Hippocrate, un caractère d'universalité qu'on ne retrouve guère aussi marqué à une autre époque. L'homme fut considéré dans son ensemble et dans ses rapports avec l'univers; il n'y eut pas seulement des *maladies*, mais un *malade*. On doit ajouter, pour rester dans le vrai, qu'Hippocrate accepta plutôt la méthode que les détails de la philosophie. Ailleurs nous montrerons dans quel sens Hippocrate se constitua l'héritier des écoles philosophiques, et comment il faut entendre le mot de Celse : *Hippocrate sépara la médecine de la philosophie.* — Il faut bien aussi reconnaître, et le regretter, que la philosophie ayant eu le premier pas dans la constitution de la science, y ait donné droit d'asile aux hypothèses qui se sont détruites les unes par les autres, mais dont les dernières n'en restent pas moins de pures hypothèses, que les médecins de nos jours acceptent encore trop facilement.

Toutefois les écoles ne pouvaient guère servir qu'à la partie théorique de la médecine, car la partie pratique ne devait en retirer aucun fruit. Les philosophes faisaient bien quelques cures, il est vrai, mais de si grands personnages ne pouvaient s'abaisser aux moyens vulgaires. Il leur fallait ordinairement des cures surnaturelles, témoin Empédocle, ce grand et poétique charlatan de l'antiquité.

A côté des philosophes, il y avait aussi des médecins proprement dits, dont les observations isolées et faites peut-être en l'absence de toute systématisation, ne devaient servir que plus tard à la généralisation des faits. Parallèlement aux écoles philosophiques, il y avait aussi des écoles médicales proprement dites, dont l'origine est inaccessible à l'histoire. Au commencement de l'époque suivante, nous retrouvons tout à fait florissantes ou déjà presque en décadence celles de Cos, de Cnide, de Rhodes, et surtout celles de la grande Grèce. Mais vraisemblablement, lorsque furent fondées ces écoles médicales, elles étaient surtout les échos des écoles philosophiques, et par conséquent elles ne servirent guère à l'avancement de la science. Nous avons, je crois, un exemple de ce fait dans une partie du traité *Sur le régime*, attribué à Hippocrate. Plus tard elles se présentèrent comme ayant une existence indépendante. Du reste, sous ce rapport, les limites de la fin de la deuxième époque et celles du commencement de la troisième sont très-vagues et très-difficiles à déterminer.

Enfin, il y avait la médecine des temples qui conserva la tradition et les errements de la médecine purement mythologique. Nous verrons ailleurs ce que la science en a retiré, et aussi à quoi lui ont servi les gymnases.

Le seul nom d'Hippocrate suffit pour résumer la TROISIÈME ÉPOQUE; il joue le rôle d'un puissant réformateur. Placé entre les écoles philosophiques, les écoles médicales et les prêtres médecins, il combat le physiologie des uns, les vues étroites des autres et l'ignorance des derniers. Il assure à la médecine une forme qui a triomphé du temps, des sectes, et même qui a triomphé, chose plus admirable encore, de toutes les erreurs inséparables de cette première constitution. La méthode et la conception de l'ensemble ont subsisté; on peut même dire qu'il est resté plus d'Hippocrate que de Galien après la grande réforme médicale accomplie par l'immortelle découverte de Harvey. Hippocrate ne paraît pas avoir eu de véritables prédécesseurs dans la voie où il entra. C'est certainement un esprit d'une trempe supérieure; on ne peut lui comparer dans l'antiquité que Socrate, Platon et Aristote. A une autre époque, il eût été un dieu, mais on s'est contenté de le regarder comme un des plus grands génies de l'humanité, et comme le prince de la médecine.

La QUATRIÈME ÉPOQUE *de développement, de dissémination de la science* est précisément celle que j'ai étudiée dans mes leçons et sur laquelle j'aurai par conséquent à revenir ; car j'espère retrouver, pour d'autres fragments de mon cours, la bienveillante libéralité qui m'a ouvert pour celui-ci les colonnes de la GAZETTE MÉDICALE.

Pendant cette période, le travail scientifique porte surtout sur les détails, et l'esprit de secte se multipliant étend le champ de l'observation et de la discussion, complète les diverses manières d'envisager la science et fournit presque toutes les méthodes qui dirigent encore dans la recherche de la vérité.

Je crois avoir montré dans de mes leçons que si la médecine prit à Alexandrie une direction nouvelle, cela vint d'un mouvement qui lui était propre et non de son mélange avec la médecine égyptienne, qui paraît être restée tout à fait concentrée dans les temples, comme médecine mystique et théurgique. Il y eut pour ainsi dire un mur de circonvallation entre les Grecs et les Égyptiens (1) ; ceux-ci redoutaient de livrer les mystères aux profanes ; ceux-là dédaignaient, dans leur orgueil scientifique et critique, d'emprunter quelque chose à la superstition. Si, du reste, nous connaissons si peu la médecine des temples égyptiens, c'est qu'il n'y eut à Alexandrie ni indiscrets parmi les adeptes, ni Aristophane pour livrer à la risée publique les secrets des prêtres-médecins.

CINQUIÈME ÉPOQUE. — Galien joue dans son temps, mais avec un esprit moins ferme et moins puissant, le rôle qu'Hippocrate avait joué dans le sien. Rassemblant les éléments épars, il les coordonne d'après une méthode tout hippocratique ; ajoutant beaucoup aux détails, il caractérise éminemment la période de constitution définitive de la médecine antique à qui il imprime sa dernière forme. Anatomie, physiologie, pathologie, il embrasse tout dans sa vaste systématisation ; il discute tous les systèmes, mais souvent avec une partialité qui passerait pour de l'ignorance ; juge toutes les méthodes ; critique tous ses devanciers et les condamne presque tous à l'oubli, sauf le grand Hippocrate qu'il honorait à l'égal d'un dieu, et le seul qu'il ait ménagé.

SIXIÈME ÉPOQUE. — Après Galien, le développement de la science est arrêté, du moins à quelques exceptions près ; il semble que cette grande voix du médecin de Pergame ait fait taire toutes les autres. Il n'y a plus guère que des échos plus ou moins fidèles. Pour la médecine comme pour la philosophie, le principe de la discussion disparaît, le règne absolu de l'autorité commence ; il se perpétuera presque sans protestation jusqu'à Paracelse. Ce génie aventureux et bizarre sut bien faire un *auto-da-fé* des livres d'Avicenne et de Galien, mais

(1) MM. Ampère et Vacherot ont établi le même fait pour la philosophie : le premier dans la REVUE DES DEUX MONDES, 1er sept. 1846, p. 729 et suiv. ; le second dans son HISTOIRE DE L'ÉCOLE D'ALEXANDRIE, *Préf.*, p. 2 et 3.

il ne détruisit pas leur influence. Il n'y avait de radical dans son système que les apparences; il n'imprimait à la médecine aucun caractère vraiment scientifique. La grande réforme physiologique, celle d'où toutes les autres réformes devaient sortir, n'avait point encore fait son apparition dans le monde.

Cette sixième époque, pour être bien comprise, doit nécessairement être divisée en trois périodes secondaires. La première est une période de conservation active ; elle compte surtout des compilateurs, mais aussi quelques auteurs originaux, Philagrius, Antyllus, Alexandre de Tralles, par exemple. La médecine pendant ce temps reste purement grecque et galénique.

Après la chute de l'empire romain, la culture gréco-latine commence : c'est une des phases le moins connues et le plus obscures de l'histoire de la médecine, et une de celles sur lesquelles l'étude des manuscrits m'a fourni le plus de renseignements nouveaux. Je ne veux point déflorer ici ces résultats en les écourtant, et en ne les présentant pas entourés de tous les moyens de démonstration que j'ai à ma disposition. Il me suffira de dire qu'il y eut une véritable culture dans les écoles laïques ou cléricales, et que l'ardeur qu'on mit du cinquième au dixième siècle à traduire les auteurs grecs ou à faire des rapsodies, des pastiches avec des lambeaux d'auteurs dont les uns nous resten et dont les autres sont perdus, fut un des moyens de conservation de l'esprit médical.

Cependant, parallèlement à cette culture gréco-latine, se développait la culture gréco-arabe procédant elle-même des traductions syriaques, et on constate en même temps la conservation de la médecine galénique, mais avec de nombreuses interprétations d'assez mauvais aloi, par les Grecs du Bas-Empire.

Le moment où commence la deuxième partie de cette sixième époque est très-tranché par la venue de Constantin l'Africain qui opéra presque subitement une vraie révolution en substituant en Occident à la médecine gréco-latine la médecine gréco-arabe par le moyen des traductions (*Arabistes*). Dès lors dans les pays latins la médecine perdit tout caractère d'originalité et ne fut plus guère qu'une espèce de parasitisme. On pourrait, il est vrai, citer quelques exceptions, mais elles sont rares, peu considérables et n'infirment pas la règle. Toutefois il y a là à constater une grande influence, celle de l'école de Salerne. Avant sa fondation il y a aussi à signaler les services rendus à la tradition par les écoles carlovingiennes. Ce sont deux points fort curieux à étudier et très-neufs encore, surtout en ce qui concerne les écoles barbares.

D'un autre côté, l'étoile des Arabes proprement dits et celle des Grecs de Constantinople pâlissaient peu à peu, et surtout chez les Grecs les dernières tentatives sont très-misérables.

La Renaissance, qui forme la troisième partie de cette période, fut moins fatale à la médecine qu'aux littératures nationales ; mais en réalité elle ne servit pas beaucoup à son perfectionnement. On doit seulement s'applaudir de voir les médecins abandonner les sources secondaires pour revenir aux auteurs originaux dont les manuscrits se répandirent à la faveur de l'émigration byzantine; elle n'apportait en effet que les reliques de l'antiquité sans y joindre rien de nouveau. Mais, il faut le reconnaître, l'étude des sources primitives était plus favorable encore à l'émancipation de l'esprit que la culture de l'arabisme enveloppée dans des nuages épais, et rendu à peine pénétrable sous les obscurs travaux des commentateurs. Toutefois le règne des Arabes persista encore longtemps; ils trouvèrent des défenseurs infatigables, et il y eut ainsi en présence deux principes d'autorité. Le premier étendard de la révolte contre ce double principe, contre cette orthodoxie scientifique consacrée depuis Galien, fut élevé par Paracelse et attira aussi d'autres soldats qui combattirent vaillamment pour la même cause; mais tout cela était encore fort insuffisant. L'ancienne médecine fondée sur la théorie des quatre éléments, des quatre vertus élémentaires de l'ontologie morbide, n'avait pas été ébranlée dans ses fondements; la base de la réforme manquait radicalement. Cette base, c'était la physiologie, car les progrès de l'anatomie ne pouvaient pas entraîner de changement radical.

Cet immense bonneur était réservé à Harvey. L'année 1628 marque une ère toute nouvelle et commence la période de réformation pour la médecine qui entre décidément dans des voies jusqu'alors inconnues et dont elle ne sortira plus. Chaque pas qu'elle fait depuis marque un progrès; rien désormais n'arrêtera sa marche ascendante vers le but qu'elle doit se proposer : *La connaissance des lois de la nature humaine, celle de la nature en général, et les applications de cette connaissance au maintien de la santé et à la curation des maladies.* Il faut bien dire que cette réforme fut puissamment préparée par les premières découvertes de la physique, par la philosophie de Bacon, et plus tard par les progrès réels de la chimie. Ici nous devons considérer dans la découverte de la circulation ce qu'il y a de plus essentiel, sans nous arrêter aux fâcheuses influences qu'elle exerça pendant un certain temps sur la médecine, en faisant par exemple imaginer l'iatro-mécanisme.

On pourrait presque dire qu'il n'y a que deux périodes dans l'histoire de la médecine, la période grecque et la période moderne; celle où on ne sait pas la physiologie et celle où on commença à l'apprendre; celle où on pliait la nature aux conceptions de l'esprit, et celle où on commença à procéder par une induction savante fondée sur l'observation et l'expérimentation critiques. Du reste, la division entre la médecine ancienne et la médecine moderne n'est pas aussi tranchée qu'il semble au premier abord. Les deux éléments se pénètrent pour ainsi dire; on pourrait les comparer à deux cônes emboîtés. Avant Harvey, il s'était déjà produit des idées nouvelles, peu efficaces il est vrai, bien qu'elles fussent en apparence très-radicales, parce qu'elles n'étaient guère que systématiques; de même, après la découverte de la circulation combattue à outrance pendant assez longtemps, une notable partie de la médecine antique subsista à côté de la médecine nouvelle, et ce fut fort heureux ; autrement cette dernière eût été en quelque sorte obligée de refaire la science de toutes pièces.

Cette union plus ou moins profonde dura jusqu'à Bichat et même jusqu'à Broussais, du moins en France, car pour les autres pays on peut dire qu'il y eut fusion des deux médecines et que la moderne a beaucoup conservé des procédés, des méthodes, et même de certains principes de l'ancienne. Ce fut en France que la rupture fut le plus décisive. En cela la médecine eut à peu près le sort de toutes les branches de la culture intellectuelle et de toutes les institutions. Aujourd'hui on est à la recherche des détails, on néglige l'étude des principes généraux ; il y a des anatomistes, des physiologistes, des pathologistes, et même des nosologistes ; mais il n'y a pas de systématisation régulière. Tous les éléments du problème sont étudiés avec une égale ardeur, mais aussi avec une égale indépendance. Nous sommes dans un état transitoire et tant soit peu anarchique ; placés entre l'école antique et l'école rationaliste, nous nous retranchons dans l'éclectisme et nous ramassons des matériaux pour l'avenir. Mais il est bon qu'au milieu de cette élaboration purement pratique et expérimentale, la voix de l'histoire ou, si l'on veut, de la tradition, se fasse entendre afin que l'œuvre des temps modernes ne soit pas frappée de stérilité par trop d'égoïsme, par insuffisance de doctrine et par ignorance des faits.

Le but de l'histoire politique est d'arriver par la connaissance du passé, c'est-à-dire par l'expérience, à la constitution des sociétés actuelles. Le but de l'histoire littéraire est de tâcher de tirer de tous les écrits antérieurs le type du beau pour le proposer en modèle aux générations présentes. Quel est le but de l'histoire des sciences et en particulier de celui de la médecine qui se distingue des autres sciences en beaucoup de points ? C'est de montrer comment elles se sont formées, d'apprécier les idées qui ont présidé à leur développement et de se servir des idées, des faits antérieurs pour contrôler les idées et les faits modernes. En un mot l'histoire doit servir à la constitution définitive de la science. L'histoire n'est d'ailleurs en quelque sorte que le principe d'hérédité en action ; c'est la conservation de la tradition. De même qu'on aime à rechercher ses titres de famille et de propriété, de même on doit remonter aux sources de la science et rattacher le présent au passé pour lui donner une base plus ferme et une durée plus stable.

Du reste, je place cette manière de voir sous la responsabilité d'un grand génie, de Schiller, qui a dit :

« Le moindre événement, le fait le plus insignifiant du temps présent est le » résultat nécessaire et naturel de l'ensemble des événements qui se sont ac- » complis dans les siècles passés. Par conséquent on ne saurait apprécier ni » comprendre le temps présent, si on ne considère le passé dans sa totalité. »

Ces quelques lignes font pressentir une tendance nouvelle pour l'histoire qui acquiert ainsi un intérêt pratique immédiat. C'est dans cette voie que j'ai voulu pénétrer; je suis resté convaincu, et je m'efforce de convaincre les autres de la vérité de cette parole de Goethe : *Que l'histoire de la science est la science elle-même.*

J'ajoute encore une réflexion que j'emprunte à Quitzmann, auteur d'une remarquable monographie sur *la Philosophie de l'histoire de la médecine :* « L'histoire de la médecine nous montre non-seulement ce que nous devons » aux sièces passés, mais encore elle nous fait connaître les parties non déve- » loppées et celles qui ne sont pas encore retombées dans le domaine de l'ob- » servation. »

Dans mes leçons je me suis écarté un peu des voies ordinaires pour l'exposition des faits et des idées. D'abord j'ai considéré la science dans son ensemble, puis chaque branche en particulier. J'ai fait rentrer dans mon programme l'histoire des maladies, celle des institutions et des mœurs médicales, celle de la littérature, la biographie; enfin toutes les fois que certains sujets se sont présentés à moi pour la première fois, je les ai traités sous forme de monographies, en montrant jusqu'à certaine époque la succession des opinions et des découvertes. Le lieu où j'avais l'honneur de donner le cours ne me forçait pas de me restreindre dans des limites étroites, et me permettait de me livrer aux digressions (quelques-uns diront peut être aux écarts) de l'érudition. Si l'on était tenté de trouver cette méthode un peu irrégulière, je ferais remarquer d'abord qu'un cours permet des allures plus libres qu'un livre, et en second lieu que si on veut faire une histoire générale des sciences médicales considérées non pas au point de vue biographique, mais au point de vue de la science et de l'art, il faut bien traiter toutes les questions importantes qu'on rencontre çà et là sur son chemin; autrement on resterait dans les routes battues, on ne ferait que le squelette de l'histoire. Du reste, je n'ai voulu rester ni dans la méthode purement biographique, ni dans la méthode abstraite qui semble exclure les noms propres, qui a la prétention de s'élever à une manière plus philosophique et de ne procéder que par groupes synthétiques où chaque individualité est pour ainsi dire démembrée.

En définitive, les noms propres sont, avec les faits, la charpente de l'histoire; on doit les prendre souvent comme base de ses divisions secondaires, tout en ayant soin de trouver des caractères généraux qui servent de cadre à ces figures.

Il faut sans doute se souvenir du mot d'Ern. Plater : *Idearum notionumque vicissitudines plus quam hominum vitas exigit historia medicinæ;* mais il ne faut pas, sous prétexte de se montrer *philosophique*, tomber dans d'obscures abstractions, et laisser dans l'ombre tout un côté de l'histoire, qui en est pour ainsi dire le corps, si les idées en sont l'âme.

J'éprouve d'ailleurs, je l'avoue, une certaine défiance pour ces grands mots d'*histoire philosophique*, de *conceptions larges* qui dominent les faits et les embrassent dans leur généralité. Trop souvent l'ignorance se cache derrière cet appareil pompeux. L'histoire est encore si peu avancée qu'il faut l'étudier dans ses plus petits détails. Ne trouvez rien d'inutile ni d'oiseux, feuilletez les manuscrits, lisez et relisez les vieux livres, consultez les monuments de toute espèce et de tout âge; alors vous aurez le droit de parler de philosophie de l'histoire. Quant à moi, je désire rester dans la voie pragmatique et critique, et je m'estimerai fort heureux si je puis apprendre et mettre en relief les faits les plus importants; si j'arrive à les exposer dans un ordre logique, de façon à faire ressortir leur enchaînement, à marquer leur véritable place, à déterminer leur degré d'influence sur la marche de la science; enfin si je parviens à tirer une véritable *morale* de l'histoire, en mettant le lecteur en état d'apprécier les progrès qu'une époque a faits sur une autre, et de juger de l'état actuel de la médecine.

FIN.

www.ingramcontent.com/pod-product-compliance
Ingram Content Group UK Ltd.
Pitfield, Milton Keynes, MK11 3LW, UK
UKHW020355250726
13967UKWH00005B/2299